Michaela Beer
Roland Rutschke

Kommunikation – Erfolgsfaktor in der Apotheke

Kundengespräche, Teambildung, Wirkung der Apotheke

Michaela Beer
Roland Rutschke

Kommunikation – Erfolgsfaktor in der Apotheke

Kundengespräche, Teambildung, Wirkung der Apotheke

Mit einem Beitrag von Regine Suchantke

Mit 71 Abbildungen

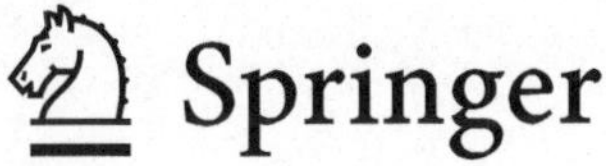
Springer

Michaela Beer
Personal Coaching Beer & Partner
Hohenstaufenstr. 22
10779 Berlin

Roland Rutschke
Naumannstr. 2
10829 Berlin

ISBN-13   978-3-642-17159-8   Springer-Verlag Berlin Heidelberg New York

Bibliografische Information der Deutschen Nationalbibliothek
Die Deutsche Nationalbibliothek verzeichnet diese Publikation in der Deutschen Nationalbibliografie; detaillierte bibliografische Daten sind im Internet über http://dnb.d-nb.de abrufbar.

SpringerMedizin
Springer-Verlag GmbH
ein Unternehmen von Springer Science+Business Media
springer.de
© Springer-Verlag Berlin Heidelberg 2011

Planung: Dr. Sabine Ehlenbeck, Heidelberg
Projektmanagement: Hiltrud Wilbertz, Heidelberg
Lektorat: Büro f. Wissensvermittlung Kathrin Nühse, Mannheim
Coverabbildung links: Fotografie von Michaela Beer
Coverabbildung rechts: © Hentschel / imago – Jubel Team Deutschland, links: Heike Beier, Mitte: Corina Ssuschke - Deutschland vs. Dominikanische Republik, Testspiel in Dippoldiswalde 31.07.2010
Umschlaggestaltung: deblik, Berlin
Satz: Crest Premedia Solutions (P) Ltd., Pune, India

SPIN 12993024

Gedruckt auf säurefreiem Papier   106/2111 wi – 5 4 3 2 1 0

Vorwort

Ein weiteres Buch über Kommunikation in der Apotheke…

In meiner 15-jährigen Erfahrung im Apothekenwesen begegnet mir immer wieder die Aussage: »Die Kommunikation stimmt hier hinten und vorne nicht«. Meist muss es gar nicht ausgesprochen werden; es reicht schon die Atmosphäre, die ich bemerke, wenn ich eine Apotheke betrete. Anlass genug für mich, meine Erfahrungen vor und hinter dem Tresen durch meine Ausbildung zur PTA, als Trainer und Coach im gesundheitlichen Kommunikationsbereich, durch mein Studium zum ILS Dipl. Psychologischen Berater, durch die langjährige Lehrtätigkeit als Galenik-Dozentin und meine DiSC-Zertifizierung zusammenzufassen und auf den Bereich Apotheke anzuwenden. Dies ist, neben diversen Fachartikeln, mein zweites Fachbuch.

Zusammen mit Roland Rutschke, der an der Friedrich-Alexander-Universität in Erlangen Pharmazie studierte und nun als Qualitätsmangementbeauftragter in einer der größten klinikversorgenden Apotheken Berlins arbeitet, ist dieses praxisnahe Werk entstanden. Eine weitere sehr wichtige Person, die zum Entstehen dieses Buches maßgeblich beigetragen hat, ist Frau Nühse mit ihrem Büro für Wissensvermittlung. Frau Nühse sorgte mit konstruktiver Kritik und inhaltlichen Hinweisen für die nötige Stringenz und Struktur. Vielen Dank!

Zum Buch: Wir haben uns auf drei Kerngebiete der Apotheke konzentriert. So stehen neben der klassischen Kommunikation mit dem Kunden auch die Teambildung und die Wirkung der Apotheke nach außen auf unserer Prioritätenliste.

In der Apotheke liegt der Fokus auf den Gesprächen mit den Kollegen und mit den Kunden – heute wichtiger denn je. Neueste Zahlen lassen leider immer wieder erkennen, dass der OTC-Markt schwächelt. In allen Vertriebskanälen, ob Offizin-Apotheken oder Versandhandel, sank der Umsatz. Die Konsequenz ist, jetzt noch mehr in die Kundenbindung und die Kundenzufriedenheit zu investieren. Wir stellen Ihnen dazu zahlreiche Grundlagen, neue Ansätze und Möglichkeiten vor, im Team gemeinsam nach vorne zu schauen und Ihr verbindliches Auftreten zu stärken und zu festigen, um so im Kundenmanagement erfolgreicher zu werden.

Die Themen Team und Apotheke sind die beiden anderen Säulen dieses Buches. Kommunikation im Team einmal anders aufgegriffen. Was sind Teams und was unterscheidet sie von Gruppen? Wie können Sie sie effizient gestalten und was kann und sollte alles dabei beachtet werden? Wie fühlt sich Ihr Kunde, wenn er bei Ihnen einkauft oder sich beraten lässt? Was kann verändert, neu eingeführt oder ausgebaut werden?

Der Erfolg einer Apotheke hängt nicht nur von der Rentabilität, der Liquidität, dem Umsatz, den Kunden, den Zusatzverkäufen, dem Sortiment, dem Standort usw. ab, sondern auch ganz wesentlich von der Kommunikation im Team. Die Hauptursache für Schwierigkeiten im Team sind klassische Kommunikationsprobleme. Eine Auseinandersetzung mit diesem Thema und eine kritische Analyse sollen bei Teams im Vordergrund stehen, nicht die Harmonie und Übereinstimmung – das wäre das ideale Ergebnis.

War es früher Teamromantik, so ist es heute pure Notwendigkeit. Drei bis fünf Jahre braucht man, um eine wirksame Teamorganisation aufzubauen, abhängig von der Teamgröße. Die häufigsten Probleme sind dabei zeit- und nervenaufreibende Abstimmungs- und Arbeitsprozesse. Die Mitarbeiter wechseln und die Teambildung beginnt von vorne. Geschichtlich kann gesagt werden, dass die Teameuphorie ihren Höhepunkt zu Beginn der 90er Jahre erreichte. Alle einzelnen Arbeitsformen wurden in Arbeitsgruppen, Erfa-Gruppen, Orga-Gruppen, usw. umgewandelt. Ein Fehler, der auch heute noch oft gemacht wird, ist, dass zu Beginn sehr viel Energie in die Teamentwicklung gesteckt wird, mit der Zeit aber bestimmte aufgestellte und eingeführte Strukturen vernachlässigt werden. Das Team versiegt – das ist nicht sonderlich nachhaltig. Da nach aktuellen Umfrageergebnissen in mehr als ⅔ aller Unternehmen heute in Projektgruppen gearbeitet wird, scheint es sich doch zu lohnen, hier Zeit und Kosten zu investieren.

Wir hoffen Ihnen mit diesem Buch Einblicke in gute Teamarbeit, Teamkommunikation und Kommunikation im Allgemeinen geben zu können und wünschen uns, dass Sie mit Freude die eine oder andere Vorgehensweise mit Ihren Kollegen besprechen und umsetzen werden.

Ihre Michaela Beer
März 2011

Inhaltsverzeichnis

Autoren

Michaela Beer
Personal Coaching Beer & Partner
Hohenstaufenstr. 22
10779 Berlin

Roland Rutschke
Naumannstr. 2
10829 Berlin

Regine Suchantke
Arndstr. 17
10965 Berlin

Grundlagen der Kommunikation

Grundlagen

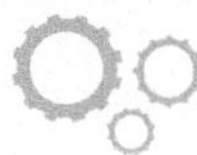

Es gibt sehr viele Wege, zu kommunizieren (Abb. 1.1). Nahezu so viele, wie nach Rom zu kommen. Welche sind für meinen Alltag in der Apotheke gut geeignet und welche weniger?

Hier zeigen wir Methoden auf, die sich in der Praxis bewährt haben; erprobte Theorien, die dem Apothekenalltag angepasst sind. Das hilft, die Effizienz der Kommunikation in der Apotheke zu steigern und die Abläufe reibungsärmer zu gestalten.

Abb. 1.1 Grundlagen

Was versteht man eigentlich unter gelingender Kommunikation? – Man versteht darunter, dass alles was gesagt wird, auch so verstanden wird.

1.1   Einführung

Kommunikation steckt voller Hindernissen, Gefahren, Fettnäpfen, Emotionen, Anweisungen,…

Eine Aussage kann somit von dem »Sprecher«, im Folgenden »Sender« genannt, anders gemeint sein, als der Empfänger diese wahrnimmt.

Demzufolge liegt es am Sender, so zu kommunizieren, dass der Empfänger die Botschaft in seinem Sinne entschlüsseln kann. Anders formuliert: der Sender spricht seine Information verschlüsselt und der Empfänger entschlüsselt sie.

Bei diesem Prozess der Ver- und Entschlüsselung treten mehr oder weniger Fehler auf, die es zu reduzieren gilt.

Kommunikation = Senden und Empfangen von Inhalten.

Eine wichtige Aufgabe des Senders ist es daher, Inhalte klar zu formulieren und zum Ausdruck zu bringen – mit möglichst wenig Raum für Missverständnisse. Der Empfänger hingegen sollte mit hoher Konzentration die Nachricht des Senders empfangen, um inhaltliche Verluste zu vermeiden und im Falle von Unklarheiten direkt nachfragen zu können.

Für exakte Übermittlung von Inhalten ist Multitasking also katastrophal. Beginnen Sie damit, sich mit einer Aufgabe zu befassen und diese auszuführen und sich dann der nächsten Aufgabe zu widmen. Praxisbezogen bedeutet das beispielsweise, dass Sie nicht mit einem Kunden telefonieren, ihn beraten und gleichzeitig die Bestellung des Vormittages bearbeiten.

Abb. 1.2 können Sie einige Möglichkeiten entnehmen, die dem Sender zur Vermittlung von Informationen zur Verfügung stehen.

Was genau lässt nun Kommunikation gelingen oder eben misslingen?

Neben der verbalen Möglichkeit des Austauschs nutzen wir, ebenfalls mehr oder weniger bewusst, mehrere Arten der Kommunikation.

Kommunikation geht über das gesprochene Wort hinaus: Mimik, Gestik, Empathiefähigkeit etc. spielen ebenfalls eine große Rolle.

Mimik, Gestik, Körpersprache, Farbe, Kleidung, Zeit(-druck), Empathiefähigkeit sind nur die wichtigsten Aspekte, die bei der direkten Kommunikation, »face-to-face«, eine Rolle spielen. Jeder Mensch besitzt Antennen, die »fühlen«, ob Klartext gesprochen wird, oder nicht. Deshalb ist auch Ehrlichkeit in Gesprächen keine Höflichkeit, sondern Grundlage.

Kunden spüren intuitiv, ob der Verkäufer etwas verkaufen möchte oder ob er sich tatsächlich um die Belange seines Kunden bemüht,

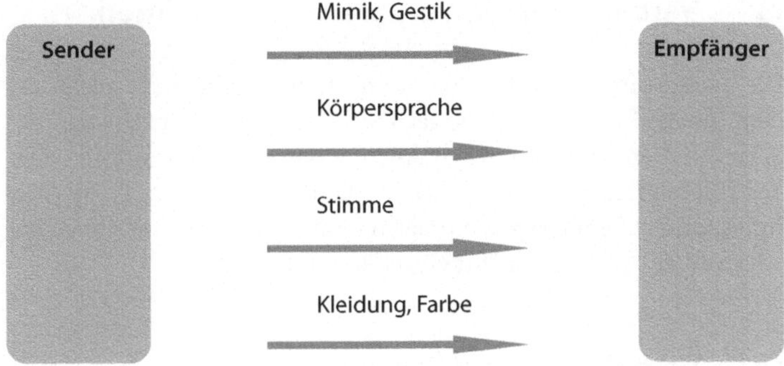

Abb. 1.2 Vereinfachtes Sender-Empfänger-Modell

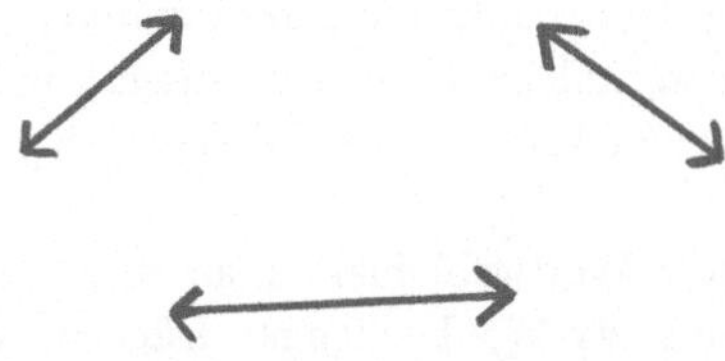

Abb. 1.3 win-win-win-Situation

individuell auf ihn eingeht und darauf ausgerichtet eine Empfehlung abgibt.

Ehrliche, zielgerichtete, kompetente Gespräche sind also der Schlüssel zu…

- mehr Kundenbindung,
- mehr Kundentreue,
- mehr Stammkunden,
- mehr Abverkäufen,
- mehr Umsatz,
- mehr Rohertrag,
- mehr Gewinn.

Gewinn wiederum verteilt sich auf alle Beteiligten: den Kunden, den Mitarbeiter, den Chef – eine so genannte »win-win-win«-Situation (**Abb. 1.3**).

1.2 Verbale und nonverbale Kommunikation

Die zwischenmenschliche Kommunikation besteht nicht allein aus dem Inhalt einer Aussage. Sie setzt sich aus einem verbalen, sprachlichen und einem nonverbalen Anteil zusammen. Den nonverbalen Teil soll man nicht aus den Augen verlieren, da er durch die meisten Informationen ein Gespräch prägt. Wichtig – egal ob nun nonverbal oder verbal – nehmen Sie Ihr Gegenüber wahr.

1.2.1 Verbale Kommunikation

Unter »verbaler Kommunikation« versteht man alle sprachlichen Anteile des Gesprächs.

Kommunikation, insbesondere die gesprochene Sprache, ist eine mögliche Form der Verständigung zwischen Menschen. Hinter dem Begriff »verbale Kommunikation« verstecken sich alle sprachlichen Anteile eines Gesprächs.

Verbal ist es relativ einfach, dem Kunden das Gefühl zu geben, ihn wahrzunehmen. Sie können Ihren Kunden mit Namen begrüßen, sich für die Rezeptübergabe bedanken und aktiv zuhören. Durch die genutzte Wortwahl, die Stimmlage sowie dem Einsatz von bewussten Pausen können Sie individuell auf Ihren Kunden eingehen und seine Bedürfnisse verstehen.

Durch eine geeignete Wortwahl kann man die Anerkennung der Belange des Kunden sowie Wohlwollen ausdrücken. Sogenannte Wertschätzung zeigt sich durch Aufmerksamkeit und Freundlichkeit. Eine wertschätzende Kommunikation ist dann möglich, wenn die Person selbst einen gewissen Grad an Selbstwert besitzt und eine positive innere Haltung anderen gegenüber aufweist.

Versuchen Sie Ihren Kunden dort abzuholen, wo er steht:

- Was sind die Erwartungen und Vorkenntnisse des Kunden?
- Von welchen Informationen könnte Ihr Gegenüber profitieren?
- Welche Informationen stellen für den Kunden einen möglichen Nutzen dar?
- Auf welche soziale Stellung müssen Sie sich einstellen? (Spezialverhalten, Sprache)
- Auf welche Alltags- oder sonstige Erfahrungen Ihres Kunden können Sie sich beziehen?

Versuchen Sie auf Ihr Gegenüber einzugehen und überprüfen Sie, ob er Ihnen folgen kann. Die Rhetorik mit der Sie informieren können, steht auf drei Säulen:

1. **Die sachbezogene Argumentation**
   - Informationen zum Produkt und deren therapeutischen Einsatzgebieten
2. **Die Selbstdarstellung des Sprechenden**
   - Seien Sie sich bewusst und stellen Sie sich bewusst dar.

- Sie können in angemessener Weise gezielt persönliche Standpunkte einfließen lassen.
- Sie können Gefühle zeigen, überlegen Sie aber bitte genau, welche und wann.

3. **Der aktive Umgang mit den Emotionen des Gesprächspartners**
   - Gehen Sie auf die Wertvorstellung Ihres Gegenübers ein.
   - Verwenden Sie konkrete und auch emotional belegte Beispiele. Dadurch zeigen Sie Empathie.

■ **Stimmlage und Betonung**

Unter verbaler Kommunikation versteht man auch die Art und Weise, wie gesprochen wird. Also verstellen Sie Ihre Stimme nicht. Versuchen Sie ruhig und entspannt zu sprechen und gleichzeitig laut genug, um verstanden zu werden. Passen Sie die Lautstärke der Raumgröße und den Umgebungsgeräuschen an.

> **Durch die Variationen in Ihrer Stimme können Sie die Relevanz bestimmter Argumente oder den Nutzen eines Produktes hervorheben.**

Durch die Variationen in Ihrer Stimme können Sie die Wichtigkeit bestimmter Argumente oder den Nutzen eines Produktes hervorheben. Sie helfen damit Ihrem Gegenüber, die wichtigen Elemente Ihrer Aussage zu erfassen. Spielen Sie mit den Möglichkeiten, die sich Ihnen bieten! Variieren Sie und achten Sie auf die Reaktion, die Sie erhalten. Betonen Sie bewusst.

■ **Tempo**

Tiefere Stimmen wirken kompetenter, schrille oder sehr hohe Stimme hingegen meist unangenehm und fragwürdig. Sprechen Sie also bitte nicht zu schnell. Dadurch kann Ihr Gegenüber Sie nicht nur schlechter verstehen, sondern bekommt auch den Eindruck, Sie wären unter Zeitdruck oder hätten Angst, unterbrochen zu werden. Das Sprachtempo ist auch ein Hinweis auf Kompetenz im Gespräch: wer es sich leisten kann, langsam zu sprechen, fürchtet sich nicht vor Unterbrechungen wie Einwänden oder anderen Meinungen. Also nutzen Sie Pausen, um das Gesagte wirken zu lassen und Ihrem Gegenüber die Möglichkeit zu geben, nachzufragen oder allgemeine Verständnisfragen zu stellen.

> **Achten Sie immer wieder darauf: das Sprachtempo sollte Ihrem Kunden angepasst sein.**

■ **Maximen für das Sprechen**

- **Kürze:** Sprechen Sie möglichst in kurzen Sätzen und Sinnaussagen
- **Prägnanz:** Bringen Sie den Inhalt mit treffenden Worten auf den Punkt
- **Anschaulichkeit:** Verdeutlichen Sie durch Beispiele
- **Stringenz:** Achten Sie auf eine logische Struktur der Aussagen. Argumentieren Sie klar, konkret und leicht nachvollziehbar
- **Verständlichkeit:** Verwenden Sie möglichst wenige Fremdwörter, erklären Sie diese bei Bedarf

1

- kurze Sinneinheiten
- niedriges Sprachtempo
- Pausen
- Hauptsätze statt Kaskaden
- Klare Argumentation
- Anschaulichkeit durch Beispiele

1.2.2 Nonverbale Kommunikation

Unter »nonverbaler Kommunikation« versteht man die tonlosen Signale, die Sie senden, wie etwa Mimik und Gestik.

Nonverbale Kommunikation bezieht sich auf die tonlosen Signale, die Sie senden, wie etwa Mimik, Gestik, Haltung, Atmung, die Art sich zu kleiden oder aber auch die Farben die Sie benutzen - im Gesicht, auf den Nägeln oder der Ihrer Kleidung. Bedenken Sie bei der Auswahl, welche Erwartungshaltung Ihr Kunde hat. Passt Ihr Erscheinungsbild zu der Kompetenz und den Produkten, die sich dahinter verbergen?

■ **Farbwahl, Bekleidung**

Eine einheitliche Kleidung der Mitarbeiter erleichtert dem Kunden die Orientierung und strahlt Kompetenz aus.

Um von den Kunden schnell als Apothekenmitarbeiter wahrgenommen zu werden, bietet sich eine einheitliche Farbwahl des Teams an. Ein Beispiel wäre, dass alle den klassischen Kittel oder Labormantel, offen oder geschlossen, tragen, oder ein Poloshirt mit dem Logo der Apotheke. Auch ein einheitliches Halstuch gibt den Kunden Orientierung.

Die Oberbekleidung sollte hell und freundlich aussehen, knitterarm und gut zu reinigen sein. Neben dem Wiedererkennungseffekt für den Kunden verstärkt eine einheitliche Kleidung und Farbwahl das Zugehörigkeitsgefühl des einzelnen Mitarbeiters zum Team. Dass die Kleidung ordentlich und sauber zu sein hat, ist selbstverständlich.

■ **Körperhaltung**

Mit einer offenen, freundlichen, dem Kunden zugewandten Haltung erleichtern Sie sich die Verkaufsgespräche.

Nonverbale Kommunikation drückt sich in Ihrer Körperhaltung aus. Ihre Haltung sollte offen, freundlich, dem Kunden zugewandt und aufrecht sein.

Das Brustbein leicht nach vorn, oben und die Schulter nach hinten und unten ziehen. Wenn Sie Schultern dabei noch gerade halten (können), wirken Sie souverän und können besser atmen. Stehen Sie mit beiden Beinen fest auf dem Boden in einer entspannten Haltung und kippeln Sie nicht mit den Füßen. Vermeiden Sie auch die »Standbein-Spielbein«-Variante. Diese mag einem selbst elegant erscheinen, auf andere wirkt sie möglicherweise unsicher.

Halten Sie Blickkontakt und lächeln Sie Ihren Kunden an. Wenn Sie zuhören, dürfen Sie den Kopf gerne neigen, wenn Sie etwas durchsetzen wollen, halten Sie Ihren Kopf gerade. Wenn Sie zu einem persönlichen Gespräch in die Beratungsecke gegangen sind und mit Ihrem Kunden an einem Tisch sitzen, dann achten Sie auch hier einmal auf Ihre Sitzposition. Sitzen Sie auf dem ganzen Stuhl? Wenn Sie lediglich auf der Stuhlkante sitzen, ist dies eine Fluchthaltung. Und so werden Sie nicht nur wirken, so werden Sie sich auch fühlen.

Ein Lächeln kann Wunder bewirken. Bedenken Sie, dass Sie von Ihren Kunden leben, von seinen Einkäufen und seinen Umsätzen und dass der Kunde Ihnen für Ihre ausgezeichnete Beratung und einem Lächeln dankbar ist.

Doch bei jeglicher Art der Kommunikation: bleiben Sie authentisch.

1.3 Kommunikationsmodelle

Zahlreiche Forscher haben sich Gedanken über das Thema Kommunikation gemacht. Diese haben sich in verschiedenen Theorien niedergeschlagen. Einige der Theorien erklären uns gut die verschiedenen Aspekte unserer täglichen Kommunikation.

Ob mit dem Kunden, den Kollegen oder dem Chef: Kommunikation beginnt, wenn bei mindestens zwei Individuen ein Austausch von Information stattfindet.

Kommunikation beginnt aber auch dort, wo ein so genannter »Kommunikationsfluss« stattfindet. Unter Fluss verstehen wir im Allgemeinen eine Richtung. In Zusammenhang mit Kommunikation wird diese Richtung mit Informationen versehen – beidseitig. Auf welcher Basis dieser Austausch stattfindet, soll auf den kommenden Seiten etwas genauer betrachtet werden.

Besonders hervorheben möchten wir das bekannteste metakommunikative Axiom: »Man kann nicht nicht kommunizieren.« (P. Watzlawick). Das meint, dass, sobald zwei Menschen aufeinander treffen, ein Austausch von Informationen stattfindet, und zwar verbal als auch nonverbal.

»Man kann nicht nicht kommunizieren.« P. Watzlawick

Auch andere Kommunikationstheoretiker schlossen sich dieser Erkenntnis an. Dieser Satz lenkt also die Aufmerksamkeit von verbaler Kommunikation ebenso auf die Wichtigkeit nonverbaler Kommunikation.

1.3.1 Theorien

Für uns sind drei Theorien von großem Wert. Das sind die Gedankenexperimente von C. Rogers, F. Schulz von Thun und M. B. Rosenberg.

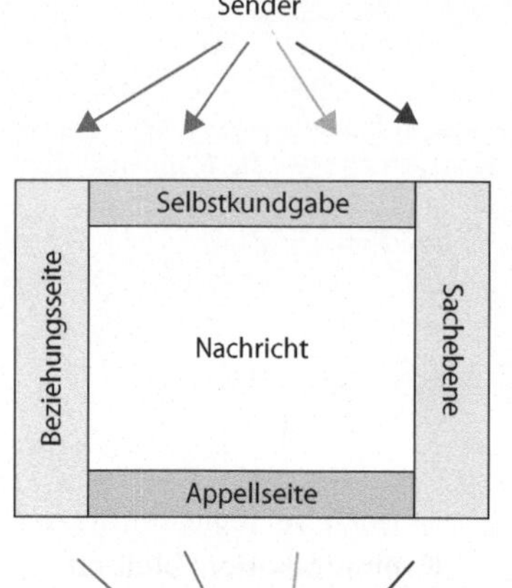

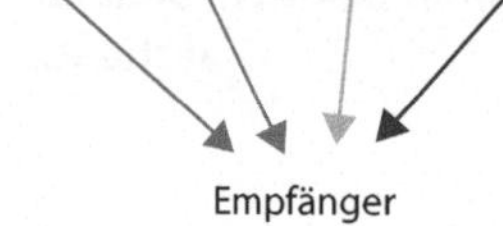

Abb. 1.4 Schulz-von-Thun-Modell

»Aktiv« ist Zuhören, wenn Sie als Berater mitdenken und dies Ihre Kunden auch spüren lassen. So haben Sie auch die Möglichkeit, das Gespräch zu lenken.

- **C. Rogers**

Ausgehend von einem humanistischen Menschenbild soll eine Veränderung des Selbstkonzepts einer Person stattfinden. Um das zu ermöglichen, müssen vom Berater drei Grundhaltungen in der Beziehung zum Kunden gelebt werden. Die Grundhaltungen bestehen

1. aus Akzeptanz und einer bedingungslosen positiven Wertschätzung,
2. aus Empathie und Offenheit,
3. aus einem authentischen und kongruenten Auftreten.

Wenn Sie dem Kunden zuhören, wird dies besonders deutlich. Zuhören ist nicht gleich Zuhören. Achten Sie, wie schon erwähnt, auf Ihre innere Haltung dem Kunden gegenüber. Sie als Berater und Verkäufer sollen sich auf Ihr Gegenüber einlassen können. Konzentrieren Sie sich bei Ihrem Gespräch auf die Informationen, die Sie erhalten. Schaffen Sie durch eine interessierte Körperhaltung eine Verbindung zu Ihrem Kunden. Durch dieses Vorgehen kann eine vertrauensvolle Atmosphäre entstehen und der Kunde fühlt sich besser verstanden.

- **F. Schulz von Thun**

Ein weiterer bekannter Kommunikationstheoretiker ist F. Schulz-von-Thun. Er entwickelte verschiedene Kommunikationsmodelle, wie z.B. das in jeder Gesprächssituation gültige »Vier-Ohren-Modell«. Dieses beschreibt vier verschiedene Kommunikationsebenen auf denen Informationen vom Sender weitergegeben und vom Empfänger aufgenommen werden können: auf der rationalen Sach- und Appelebene sowie auf der emotionalen Selbstoffenbarungs- und Beziehungsebene (■ Abb. 1.4):

- Sachbotschaft,
- Selbstaussage,
- Beziehungsaussage und
- Appell.

Im konkreten Kundengespräch beschreibt die Sachbotschaft den Nutzen und die Vorteile für den Kunden. Mittels der Selbstaussage, wie z.B. die eigene Erfahrung, kann das Medikament aufgewertet und eine Sicherheit im Umgang mit dem Medikament und dessen Wirkung dargestellt werden. Die Beziehungsaussage regt auf Grund des Vertrauens zwischen Ihnen und dem Kunden zum Kauf des Produktes an, was durch den Appell, wie z.B. der genauen Dosierungsangabe und Einnahmeempfehlung, unterstützt wird.

Aber nicht nur im Kundengespräch, auch in Gesprächen mit Ihren Kollegen ist es von Nutzen, einmal darüber nachzudenken, was Ihre Botschaft alles für Inhalte für Ihr Gegenüber enthält. Fragen Sie sich, ob Ihre Information die Möglichkeit bietet, missverstanden zu werden. Kommt der gedachte Inhalt auch so an, wie ich es ausdrücken wollte?

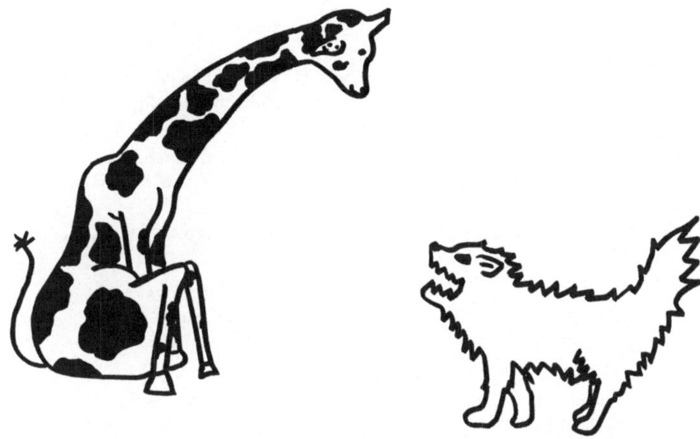

Abb. 1.5 Wolf-Giraffe-Modell

▪ Marschall B. Rosenberg

Marshall B. Rosenberg entwickelte ein Modell zur gewaltfreien Kommunikation. Dieser Modellidee liegt die Verbesserung des Kommunikationsflusses zwischen Menschen zugrunde. Um dies zu verdeutlichen benutzt Rosenberg Tiere wie die Giraffe und den Wolf (▫ Abb. 1.5).

Giraffen haben die größten Herzen und einen langen Hals für einen guten Überblick. Die Giraffe betrachtet von oben und spricht mit dem Herzen, einfühlsam und aufrichtig.

Der **Wolf** hingegen repräsentiert das Gros der Menschheit – abwehrend und zähnefletschend.

Treffen nun Wolf und Giraffe aufeinander, kommt es zum »Knurren« oder anders gesagt zu einem Konflikt. Das Ergebnis, übertragen auf die menschliche Kommunikation, lautet dann: als Giraffe gebe ich mir die Schuld und als Wolf ist der andere schuldig.

Um diese Kommunikationstheorie im Alltag, also im privaten oder beruflichen Umfeld anzuwenden, bedeutet das für die Giraffe stets, dass sie sich um des Friedens Willen zurücknehmen muss: «Willst du recht haben oder glücklich sein? Beides zusammen geht nicht.«

Das Schlüsselprinzip dieser Theorie ist also, seine eigenen Bedürfnisse, Wünsche, Gedanken, Hoffnungen und Erwartungen zu kennen und zu akzeptieren, sie zu sortieren und gewaltfrei dem anderen mitzuteilen.

Wie funktioniert das genau?

Hören Sie hin und suchen Sie das frustrierte Bedürfnis Ihres Gegenübers. Fragen Sie direkt und gezielt nach, wenn Sie etwas nicht ganz verstehen. Zeigen Sie Einfühlungsvermögen, Menschlichkeit und Verständnis für den Anderen. An dieser Stelle können Sie sehr gut herausfinden, warum der andere gerade so aggressiv erscheint. Wenn Ihnen das gelingt, beruflich und im Privaten hier Stärke durch

Konfliktarme Gesprächsführung verdeutlicht mittels Giraffen und Wölfen.

Empathie ist hierbei eine Grundvoraussetzung der gewaltfreien Kommunikation.

Merkzettel

Grundlagen der Kommunikation

- Ziel ist es, dass alles, was gesagt wird, auch so verstanden wird.
- Kunden spüren intuitiv, ob der Verkäufer etwas verkaufen möchte oder ob er sich tatsächlich um die Belange seines Kunden bemüht.
- Ehrlichkeit in der Kommunikation und im Auftreten ist eine Grundlage gelungener Kommunikation.

Verbale und nonverbale Kommunikation

- Durch die Variationen in Ihrer Stimme können Sie die Wichtigkeit bestimmter Argumente oder den Nutzen eines Produktes hervorheben
- Nutzen Sie Pausen, um das Gesagte wirken zu lassen und Ihrem Gegenüber die Möglichkeit zu geben, nachzufragen oder allgemeine Verständnisfragen zu stellen.
- Variieren Sie Ihre verbalen Äußerungen und achten Sie auf die Reaktionen, die Sie erhalten.
- Nonverbale Kommunikation bezieht sich auf alle tonlosen Signale die Sie senden.
- Ihre Körperhaltung hat wesentlichen Einfluss auf Ihr Wohlbefinden.

Kommunikationsmodelle

- Kommunikation beginnt, wo bei mindestens zwei Individuen ein Austausch von Information stattfindet.
- »Man kann nicht nicht kommunizieren.«
- Versuchen Sie im Gespräch Ursache und Auslöser strikt zu trennen und nicht intuitiv darauf zu reagieren.
- Empathie ist eine Grundvoraussetzung der (gewaltfreien) Kommunikation
- Stellen Sie Ihre eigenen Bemerkungen zusammen (◧ Abb. 1.6).

ausgeglichene Kommunikation zu zeigen (und die braucht man wirklich), können Sie Erfolgserlebnisse verzeichnen und Sie werden allmählich gar nicht mehr anders kommunizieren wollen.

Doch Vorsicht! Eine permanente Verwendung dieser Art der Gesprächsführung kann sehr anstrengend sein, wenn sie lediglich praktiziert und nicht tatsächlich gelebt wird.

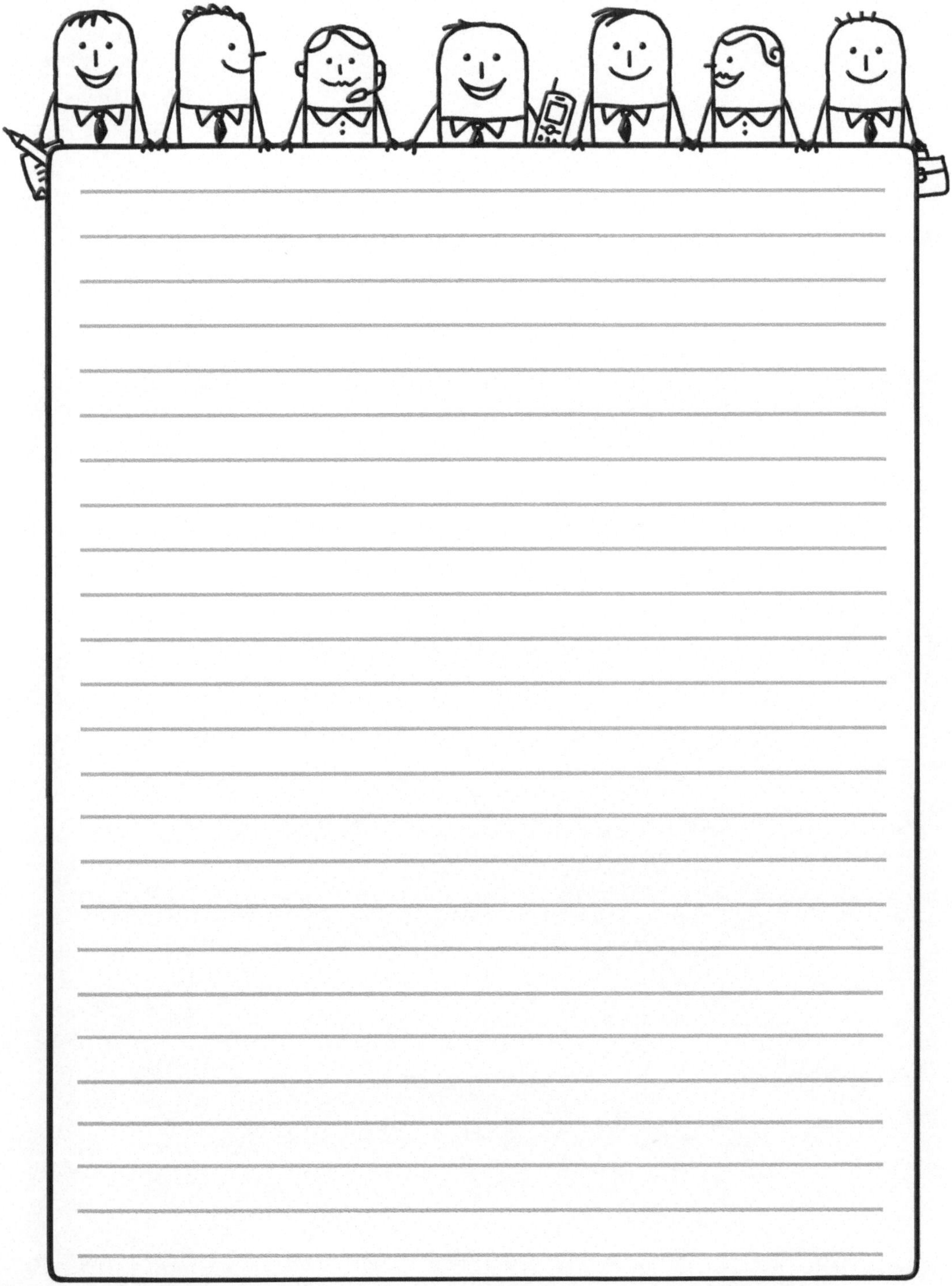

Abb. 1.6 Eigene Bemerkungen

Gespräche

▣ Abb. 2.1 Gespräche

Nachdem wir uns mit den Kommunikationstheorien auseinandergesetzt haben, widmet sich dieses Kapitel den einzelnen Aspekten eines Gespräches (▣ Abb. 2.1). Wir möchten Ihnen weitere Möglichkeiten aufzeigen, wie durch freundlichere Kommunikation ein Ergebnis mit höherer Motivation und mehr Wertschätzung des Gegenübers erreicht werden kann.

Einzelne Theoretiker sind Ihnen aus dem vorausgegangen Kapitel bereits bekannt, neue Theoretiker kommen hinzu, um die »Gespräche« auf mehreren Ebenen abzurunden.

2.1   Ich-Botschaften

Ich-Botschaften geben uns die Möglichkeit, uns anderen mitzuteilen. Ihnen unsere Stimmung oder unsere Gefühle, Meinungen, Forderungen oder Wünsche darzulegen.

Vorsichtig muss man bei Ich-Formulierungen sein, die auf Egoismus hinweisen – sie sind kontraproduktiv. Forderungen können ebenfalls bei der Verwendung von Ich-Botschaften häufig falsch verstanden werden.

Ein Beispiel:

»Hier liegt alles kreuz und quer und ich möchte, dass Sie jetzt aufräumen.«

Anders formuliert kann die gleiche Arbeitsanweisung aber auch lauten:

»Ich wünsche mir, dass Sie es schaffen, mehr Ordnung in das Chaos zu bringen. Denken Sie, dass das möglich ist?«

Durch die Umformulierung einer Anweisung in einen Wunsch, so wie die Einbeziehung der Person selbst, wird die Härte und Aggression aus der Forderung genommen und der Arbeitsauftrag leichter annehmbar erteilt.

Im Kontext des Vier-Ohren-Modells sollte darauf geachtet werden, dass auf allgemeine Worte wie »man«, die zu Generalisierung beitragen, verzichtet wird. Auch ist das Benutzen von »immer« und »wieder« provokativ für den Empfänger und kann dadurch eine Konfrontationssituation erzeugen.

■   **F. Schulz von Thun**

F. Schulz von Thun hat neben seinem Vier-Ohren-Modell auch besonders auf die Relevanz der Ich-Botschaft hingewiesen. Er definiert sie folgendermaßen:

Sie besteht immer aus folgenden drei Bestandteilen:

1. Erstens soll immer das auslösende Verhalten beschrieben (und nicht bewertet) werden.
2. Zweitens sollen eigene Gefühle benannt und
3. drittens sollen die möglichen Konsequenzen erwähnt werden.

Gehen wir es an einem Beispiel durch:

»Herr Teufel, warum ist das Schaufensterlicht nicht an?«

»Da Frau Engel heute früh zu spät kam, fühlte ich mich gehetzt und habe vergessen, die Schaufensterlichter anzuschalten.«

Durch die Ich-Botschaft soll z.B eine Konfliktsituation positiv gelöst werden. Somit können Belehrungen, Unterstellungen, unangebrachte Ratschläge, Vorhaltungen und »Verhöre« vermieden werden. Dennoch können dem Gegenüber durch Ich-Botschaften einerseits Informationen über die eigene Ziele, Bedürfnisse und Emotionen gegeben werden, andererseits ist es möglich auf gleicher Augenhöhe Konsequenzen bestimmter Verhaltensweisen aufzuzeigen.

Durch Ich-Botschaften entsteht eine offenere, ehrlichere und direkte Kommunikation, bei der das Gegenüber nicht angegriffen wird.

2.2   Themenzentrierte Interaktion (TZI)

Die Themenzentrierte Interaktion wurde von Ruth Cohn, Norman Liberman und Yitzchak Ziemann entwickelt. TZI kann an verschiedenen Instituten gelernt und innerhalb weniger Wochen angewendet werden.

Um effektiv in der Gruppe mit TZI zu arbeiten muss es vorher allerdings jedem Mitarbeiter bewusst sein, welche Möglichkeiten und Vorteile sich durch die TZI-Methode ergeben können. Wir möchten Ihnen hier einen kleinen Einblick geben und die Möglichkeit aufzeigen, wie sich die Teilnehmer in Gruppen oder Teams auch selbst leiten können.

Am bekanntesten ist das entstandene Postulat »Störungen haben Vorrang!«. Das bedeutet, dass Störfelder umgehend angesprochen und wenn möglich geklärt werden, bevor inhaltlich in einem bestimmten Themengebiet weiter gearbeitet wird. Durch die Wahrnehmung und Ansprache der Störung – im Idealfall der zeitnahen Lösung der Störung – kann somit wieder ohne Ablenkung mit höchster Konzentration an der inhaltlichen Sache gearbeitet werden.

Die drei Psychologen und Therapeuten entwickelten drei Axiome, die die Grundlage Ihres Konzeptes bilden und als Beschreibung für ein Verhalten verstanden werden sollen:

- Autonomie,
- Wertschätzung und
- Grenzen erweitern.

Die **Autonomie** soll zu mehr Beachtung für sich selbst, andere und die Umwelt führen. Sie fordert auf, Grenzen und Möglichkeiten wahr zu nehmen und für diese in jeder Situation eine eigene Entscheidung zu treffen.

Auf den Apothekenalltag kann dieses Axiom sehr einfach transferiert werden: Beraten Sie jeden Kunden individuell und seien Sie offen für seine Anliegen. Respektieren Sie seine Erwartungen und Wünsche und versuchen Sie gemeinsam mit Ihrem Kunden eine individuelle Lösung für ihn zu finden.

Autonomie, Wertschätzung und die Erweiterung von Grenzen sind die Grundlagen des TZI-Konzepts.

Die **Wertschätzung** bezieht sich auf die Realität der Menschen. Das bedeutet, dass anerkannt werden soll, dass der Mensch der einem gegenüber steht Gefühle hat und dass unsere Gedanken und Handlungen von gefühlsbewegten Körpern und Seelen getragen werden und besondere Beachtung benötigen; vor allem, wenn in diesem Zusammenhang Störungen gekoppelt sind. Diese Missstände sollen beachtet und vorrangig behandelt werden, um sich wieder auf das Wesentliche, wie z.B. den Apothekenalltag und dessen Aufgaben und Ansprüche konzentrieren zu können.

Das dritte Axiom steht für die **eigene äußere Umwelt**. Es soll eine Aufforderung sein, in Handlungen oder Situationen einzugreifen und diese zu ändern, indem das eigene Tun und Lassen verantwortungsvoll umgesetzt wird. In der Apotheke könnte das so aussehen, dass für bestimmte Bereiche, z.B. die Warenwirtschaft, Verantwortung übernommen wird und konkrete Veränderungen angeboten und umgesetzt werden, die die Situation verbessern. Beispielsweise können bei Preisänderungen alle mithelfen, die Etiketten zu entfernen und die aktuellen Preise anzubringen, die gerade etwas »Luft« haben.

> **TZI hat das Ziel des sozialen Lernens und der persönlichen Entwicklung. Es eignet sich gut zur Arbeit in Gruppen.**

Die TZI eignet sich besonders zur Arbeit in Gruppen wie z.B. bei Teammeetings und Audits, und hat das Ziel des sozialen Lernens und der persönlichen Entwicklung. Hierbei werden vier Faktoren mit einbezogen:

- Das **Ich**, also die einzelne Person mit ihren Anliegen und Befindlichkeiten.
- Das **Wir**, also die Gruppe und das Miteinander der dazugehörigen Personen.
- Das **Es**, also die Aufgabe, bzw. das Ziel der Gruppe.
- Der **Globe**, also das engere und weitere Umfeld der Gruppe.

In allen Gesprächen spielen die Sach-, Ich- und Wir-Ebenen eine Rolle.

Ein Beispiel zur Verständlichkeit:

Eine Kundin kommt in Ihr Geschäft und sucht eine bestimmte Gesichtscreme. Sie fragt die Verkäuferin: »Ich suche die Gesichtscreme der Firma face-for-me.« Mit diesem Satz befindet der Kunde sich auf der Sachebene. Nehmen wir nun an, Sie sagen relativ unfreundlich, dass die Kundin doch auf dem Regal hinten rechts schauen soll. Die Kundin weiß aber nicht, auf welches Regal hinten rechts sich Ihre Aussage bezieht. Die Kundin ärgert sich über Sie und sagt zu sich selbst: »So eine blöde Ziege.« Damit befindet sie sich auf der Ich-Ebene, denn sie drückt sich selbst gegenüber ihr persönliches Missfallen aus. Wenn die Kundin nun zu Ihnen sagt: »Entschuldigen Sie bitte, ich möchte aber, dass Sie mir die Gesichtscreme zeigen, schließlich ist das Ihr Job!«, geht es um die Wir-Ebene, denn die Kundin versucht, ihre gemeinsame Ebene zu klären.

Wenn wir uns über die Ebenen bewusst werden, fällt es uns leichter, nicht alle Bemerkungen persönlich zu nehmen und auf uns selbst zu beziehen. Wenn Ihnen die eigentliche Ebene deutlich ist, können

Sie diese ansprechen und zur Klärung beitragen. Es ist eine gute Möglichkeit, einen Stammkunden zu gewinnen, weil Sie direkt auf ihn eingehen und er sich wahrgenommen und verstanden fühlt.

■ **Marshall B. Rosenberg**
Bei dem von Marshall B. Rosenberg entwickelte Modell zur Kommunikation handelt sich nicht um eine klassisch anzuwendende Methode, sondern eher um eine Grundhaltung, bzw. Grundeinstellung, seinem Mitmenschen zu begegnen. Im Vordergrund steht hier die wertschätzende Beziehung mit Synonymen wie verbindende und einfühlsame Kommunikation. Zur Verständlichkeit verwendet Marshall die »Giraffen- und Wolfsprache«.

2.3 Konfliktarme Gesprächsführung

In Glaubenssätzen, Religion, staatlichen Gesetzen, Erziehung und Sprache schlägt sich die Art wie wir uns auseinandersetzen, bewerten und urteilen nieder. Selbst wenn wir unsere Kommunikation als gewaltfrei sehen, führen unsere Worte doch häufig zu Verletzungen, Enttäuschungen und Leid.

Dr. Marshall Rosenberg steht hierfür seit ca. 35 Jahren. Er hat die Methode der Giraffe und des Wolfes geprägt, eine Methode, um Missverständnisse und Konflikte auf gewaltfreie Art zu lösen. Eine konfliktarme Gesprächsführung zielt nicht allein auf die Präsentation und den Inhalt des Gesagten ab, sondern auch auf die Art und Weise, wie wir unserem Gegenüber zuhören.

Individuelle Gewohnheiten in der eigenen Kommunikation sollen durchbrochen und auf automatische Reaktionen hingewiesen werden.

So kann es z.B. sein, dass Sie bei der Frage, warum das Medikament Beta nicht in der Bestellung war, sich sofort persönlich angegriffen fühlen und sich rechtfertigen, wobei Sie für den Irrtum des Großhändlers nichts können. Um in einem Streitgespräch selbst gehört zu werden, geht es nicht darum seine Ansicht und seine Meinung durchzuboxen, sondern eher darum, dem Gegenüber auch Recht zu geben und die Fronten zu entschärfen.

Anhand eines Beispiels wird der Kommunikationsansatz verdeutlicht:

Frau Wölkchen, die PKA, ist für die Warenlieferung und -verbuchung und deren umgehende Einräumung in die Schubfächer verantwortlich. Herr Teufel zieht gerade die leere Schublade auf, wo sich eigentlich das Medikament Alpha befinden sollte.

Folgender »Leitfaden« hilft bei der konfliktarmen Kommunikation:

1. **Neutral und objektiv die Tatsachen beschreiben.**
   Beispiel: Worum geht es?
   »Frau Wölkchen, Alpha ist nicht im Schubfach.«

> **Konfliktarme Gesprächsführung beginnt damit, sich von richtig und falsch, schwarz und weiß zu distanzieren.**

Dabei ist es wichtig, auf Worte wie »immer, schon wieder, dauernd, ewig« und Bewertungen aller Art zu verzichten.

2. **Beschreiben Sie nun, welche Gefühle dies bei Ihnen ausgelöst hat.**

Statt der Anklage »du bist…., du hast…« wechselt man zu der Beschreibung der Gefühle, die die Situation bei Ihnen ausgelöst hat.

Beispiel: »Ich bin verärgert, weil die Schublade leer ist«.

Dabei ist es maßgeblich jeden Zusammenhang zu 1. und dem Gegenüber zu vermeiden, wie z.B. »..deswegen, .. weil du …«

3. **Die eigenen Bedürfnisse erläutern.**

Beispiel »Ich möchte mich auf Sie verlassen können.«

4. **Eine Bitte formulieren, die mit einer konkreten Handlung verbunden ist.**

Beispiel »Ich möchte Sie bitten unsere Ware nach der Verbuchung direkt einzuräumen.«

Wenn Sie mit Ihrem Ärger aus Ihrer Sicht im Recht sind, treten hier die ersten Schwierigkeiten auf. Warum sollte man sich so umständlich und rücksichtsvoll ausdrücken?

Hier müssen wir etwas weiter ausholen. Nicht nur nach Rosenberg ist es eindeutig, dass Sie selbst für Ihre Gefühle, Gedanken und Denken verantwortlich sind. Gesagtes kann Emotionen auslösen, die wir mit unserem Denken verschärfen können. Die Folge ist eine Unterstellung und ein daraus resultierender Konflikt.

Als Beispiel: »Weil Sie die Ware nicht weggeräumt haben, bin ich enttäuscht.«

Weitergedacht dann: »Sie macht das mit Absicht.« Später zeigt sich, dass sie gerade die Taschentücher im HV-Tisch aufgefüllt hat, weil diese alle abgegeben wurden. Herr Teufel hat die Sachlage falsch interpretiert hat. Frau Wölkchen hat lediglich andere Prioritäten gesetzt, da die Wahrscheinlichkeit Ärger zu bekommen, weil der Taschentuchvorrat verbraucht ist, höher war, als die Möglichkeit, dass gerade Medikament Alpha verordnet wurde.

Kein Mensch kann Ihnen »Gefühle machen« – er kann lediglich der Auslöser sein.

Selbst wenn sie aber etwas getan (oder auch nicht) hat, was unseren Vorstellungen nicht entspricht, müssen wir versuchen, uns dies bewusst zu machen und empathisch zu kommunizieren. Auch Frau Wölkchen ist ein Mensch, ausgestattet mit Gefühlen und Reaktionen, die eine angemessene Kommunikation erwarten kann.

Versuchen Sie die Ursache und den Auslöser strikt zu trennen. Das ist nicht immer einfach, schon gar nicht, wenn man stark involviert ist und emotional aufgerieben. Wenn es Ihnen aber gelingt, werden Sie und Ihr gegenüber von Ihrer neuen Art zu kommunizieren profitieren.

Wenn Sie mit Ihren Kollegen auf diese Weise kommunizieren, werden Sie feststellen, dass Reibungen minimiert und Rückmel-

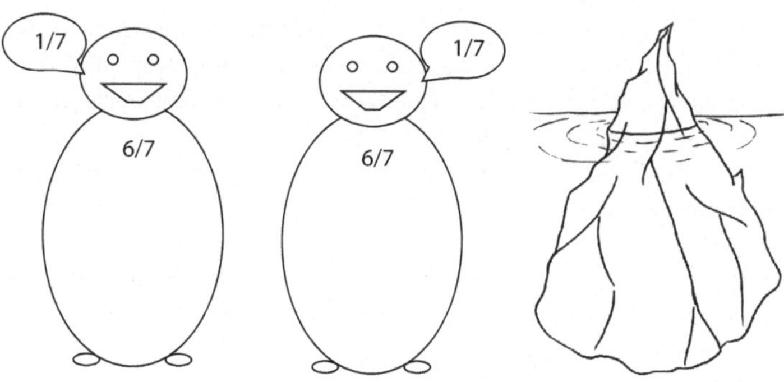

Abb. 2.2 »Knollenmännchenmodell« und »Eisbergmodell«

dungen besser angenommen und umgesetzt werden. Seien Sie also nicht verärgert, weil das Medikament Alpha noch nicht eingeräumt wurde, sondern trennen Sie klar: Medikament Alpha ist verbucht, wurde aber noch nicht eingeräumt, weil Frau Wölkchen zuerst den HV-Tisch neu bestückt hat. Sie kann sich ja auch nicht teilen.

Welches Modell der Kommunikation Sie auch für sich wählen, es besteht immer die Möglichkeit mittels Ich-Botschaften Konflikte zu entkräften und mit ein wenig Übung kann man sich diese Kommunikationsart relativ leicht zu eigen machen.

2.4 Unterschied zwischen Sach- und Beziehungsebene

In jedem Gespräch findet ein Austausch statt. Ein Austausch von Inhalten, Gefühlen, Gedanken, Meinungen, Informationen, Erwartungen und Aufgaben, um nur einige zu nennen. Trotz aller Bemühungen, eine Information (erst einmal) nicht zu bewerten und auf der sachlichen Ebene zu kommunizieren, spielen Emotionen dennoch immer eine Rolle. Der sachlich-faktische Inhalt steht in der Regel nicht im Vordergrund, sondern es wird mit dem »Bauch = Zweithirn« bewertet, d.h. über die Emotionen.

Hierzu gibt es Modelle, die den Austausch auf der Sachebene (= Kopf) und der Beziehungsebene (= Bauch) veranschaulichen. Das Eisbergmodell oder auch »Knollenmännchenmodell« stützt sich auf die Theorie des Unbewussten von Sigmund Freud.

Beim Eisberg liegen 6/7 seiner Masse unter der Wasseroberfläche verborgen (■ Abb. 2.2). In der Kommunikation ist es ebenso, so spielt sich in der Kommunikation der größte Anteil der Verständigung im emotionalen Bereich, also im Bauchgefühl ab. Viel davon ist abhängig, ob wir unser Gegenüber sympathisch finden, ihm vertrauen und glauben.

Auf das Beratungsgespräch übertragen heißt dies z.B., dass man neben der vermittelten Sachinformation auch hinter dem Produkt steht und der Verkauf nicht nur den Umsatz steigern soll.

Die übrigen 1/7 über der Wasseroberfläche entsprechen in der Kommunikation ungefähr der Sachebene, also dem Kopf und dem gesagten Inhalt. In unserem Fall wären dies das pharmazeutische Fachwissen sowie die Produktkenntnis.

Während der Beratung sollen Sie sich darüber bewusst sein, dass die Informationen »unter der Wasseroberfläche« alle Entscheidungen wesentlich mit beeinflussen.

Stimmen die Sach- und Beziehungsebene nicht überein, entsteht so genannter psychologischer Nebel. Die wichtige Information verschwimmt unter falsch verstandenen Signalen.

Versuchen Sie bei fachlichen Informationen, sachlich und klar strukturiert zu bleiben, und senden Sie Ihre Botschaft möglichst deutlich und empfängerfreundlich. Versuchen Sie sich ein Bild zu machen, wie Sie (nicht nur intellektuell) auf Ihren Kunden wirken und wie Sie verstanden werden.

2.5   DISG (dominant initiativ stetig gewissenhaft)

DiSG kann mit Hilfe eines wissenschaftlich abgesicherten Modells ein Persönlichkeitsprofil eines jeden Einzelnen erstellen, um einfacher miteinander zu kommunizieren und positive Beziehungen aufzubauen. Interpretiert wird das Verhalten der Mitmenschen.

Dazu muss eine gewisse Menschenkenntnis und Empathie vorhanden sein, um folgerichtig Strategien für den Umgang miteinander im Team und mit dem Chef zu entwickeln.

DiSG steht für die Eigenschaften dominant, initiativ, stetig und gewissenhaft. Mit ihr werden die Eigenschaften einer Person visualisiert, um diese dann konstruktiv zu nutzen.

Mittels DISG können die Eigenschaften einer jeden Person visualisiert werden. Vereinfacht kann man über die unterschiedlichen Profile folgendes aussagen:

- **Dominante Personen** stellen häufig Fragen, sind ergebnisorientiert und direkt.
- **Initiative Personen** akzeptieren andere Meinungen, Ideen und Umstände und sind dabei enthusiastisch und kontaktfreudig.
- **Stetige Personen** sind ebenfalls akzeptierend ausgerichtet, wobei diese ein hohes Maß an Geduld und Einfühlsamkeit besitzen.
- **Gewissenhafte Personen** fragen häufig nach, da diese auf Genauigkeit bedacht sind. Sie weisen ein analytisches Denken und Vorgehen auf.

Je nachdem, ob die Person initiative oder gewissenhafte Züge hat, unterscheidet sich die Art der Kommunikation und des Umgangs. Menschen arbeiten produktiver, wenn Ihre persönlichen Vorlieben anerkannt und mit einbezogen werden.

Ein Mitarbeiter, der sehr ausgeprägte dominante Züge aufweist, wird auf Dauer nicht glücklich, wenn er täglich eine Liste mit der auszuliefernden Ware bekommt. Wenn Sie ihm allerdings die Ware geben und ihn bitten einen geeigneten Fahrplan zu erstellen, wird er seine Fähigkeiten und Kenntnisse (der Personen, Wohnorte, etc.) nahezu perfektionieren und sein Selbstwertgefühl steigt an.

Der Vorteil für Sie:

- Sie haben mehr Zeit, weil Sie nicht mehr alles selbst koordinieren müssen,
- zufriedenere Kollegen und Mitarbeiter und
- diese sind motivierter bei der Sache, weil zeitgleich ihr Aufgabengebiet erweitert wird.

Das Beispiel zeigt eine von vielen Möglichkeiten, mit den Stärken der Mitmenschen umzugehen und auf Grund ihrer individuellen Eigenschaften höhere Ziele effektiver zu erreichen.

Neben der vereinfachten Kommunikation und dem Aufbau von positiven Beziehungen ist das DiSG-Modell auch beim Umgang mit Konflikten hilfreich. Es zielt darauf ab, direkt und ohne eigene Emotionen die Sachlage zu beschreiben und das gewünschte Ergebnis zu formulieren. Mittels der folgenden drei Punkte gelingt dies relativ einfach:

1. Beschreiben Sie in Stichpunkten die Konfliktsituation, möglichst emotionsfrei.
2. Beschreiben Sie in Stichpunkten das erwünschte Ergebnis.
3. Schaffen Sie es, die Situation auf den Punkt zu bringen?

Mehr zu DiSC können Sie unter www.disc-trainer.de oder direkt bei der Firma Inscape Publishing erfahren.

2.6 Gespräche untereinander

Gespräche untereinander finden auf den verschiedensten Ebenen statt. Es handelt sich um einen Austausch, der neben Wörtern auch durch Körpersprache und Mimik beeinflusst wird (◘ Abb. 2.3).

Aktives Zuhören setzt sich aus drei Ebenen zusammen: wertschätzendes Interesse, inhaltliches Verständnis und emotionales Verständnis.

Kehren wir aber zu den Wörtern und dem Gesagtem zurück. Die Aufnahme von Informationen funktioniert am besten durch aktives Zuhören. **Aktives Zuhören** bedeutet nachzufragen, zu hinterfragen und sein Gegenüber weitestgehend genau zu verstehen. Das führt dazu, dass ich auf drei Ebenen agiere. Zum einen sollte wertschätzendes Interesse und zum anderen inhaltliches und emotionales Verständnis bestehen.

Wertschätzendes Interesse wird sprachlich durch Nachfragen »Mich interessiert…« und Bestätigungslaute wie »ja« und »hm« zum Ausdruck gebracht. Körpersprachlich zeigt sich Interesse durch eine Kopfschieflage, gelegentlichem Nicken und direktem Augenkontakt.

Inhaltliches Verständnis zeigt man durch eine kurze Wiederholung des Gesagten, indem man die Kernaussagen auf den Punkt bringt. In einer Ich-Formulierung kann dies z.B. so aussehen: »Was ich bisher verstanden habe, ist…« Wenn die Wiederholung dem Gesagten entspricht, funktioniert das Senden und Empfangen auf bei-

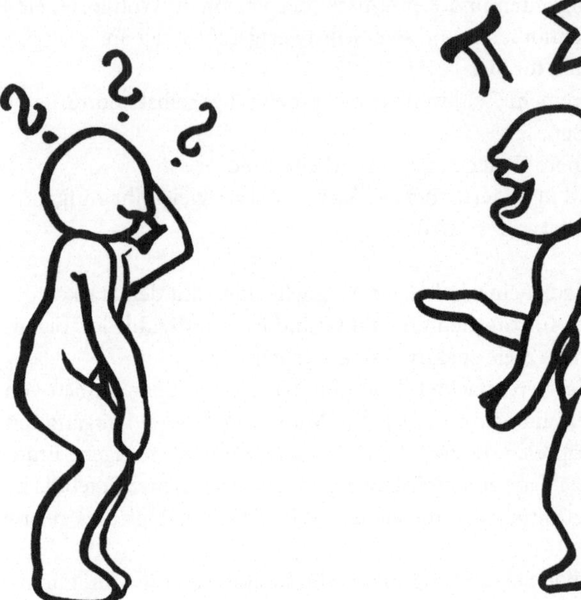

Abb. 2.3 Mimik, Gestik, Körpersprache

den Seiten. Wenn nicht, muss hier noch genauer erläutert und erklärt werden. Vielleicht auch anhand anderer Beispiele, Sichtweisen und Methoden. Der Gesprächspartner hat hier die Möglichkeit, Ordnung und System in das Gespräch zu bringen.

Emotionales Verständnis bedeutet, Empathie zu empfinden und Verständnis zu äußern. Durch Aussagen wie »Ich kann mir gut vorstellen, was Sie in dem Moment empfunden haben…« oder »Das diese Situation für Sie sicherlich unangenehm war, kann ich gut nachempfinden.« Auch durch Gestik und Mimik (mitfühlender Gesichtsausdruck, aufmunternde Blicke, usw.) kann ein Gespräch intensiviert werden. Durch emotionale Entlastung mittels offen zum Ausdruck gebrachten Verständnisses, verbal oder nonverbal, können hervorragende Ergebnisse in (Konflikt-) Gesprächen erzielt werden.

Je nach Intensität der Gespräche und Einstellung der Beteiligten, kann durch gezieltes Eingehen auf den Gesprächspartner ein tiefgreifendes Gespräch entstehen. Beachtet werden muss jedoch, dass nicht zu jedem Zeitpunkt ein so intensives Gespräch gewünscht, bzw. erforderlich ist.

2.6.1 Gesprächsatmosphäre, Ort und Zeit

Um intensive oder auch unangenehme Gespräche zu führen, sollten sich alle Beteiligten genügend Zeit nehmen. Wichtige Gespräche zwischen Tür und Angel bringen meist kein zufriedenstellendes Ergebnis.

Haben Sie wichtige Gespräche zu führen, so stellen Sie im Vorfeld fest, wer an dem Gespräch teilnehmen und wo das Gespräch sattfinden soll.

Ferner benötigt man eine ruhige Umgebung (also nicht zwischen HV-Tisch und Warenlager) und Zeit. Eine Umgebung in der sich jeder wohl fühlt, auch ein Ort außerhalb der Apotheke (z.B. in der Mittagspause) ist durchaus denkbar. Denn wenn Sie als Chef Ihren Mitarbeiter in Ihr Büro zitieren, haben Sie automatisch »Heimvorteil« und Ihr Gesprächspartner eine ungünstige Ausgangssituation.

Aktive Gespräche, die Klärung bringen sollen, erfordern Mut, auch mal mit einer Annahme daneben zu liegen. Dies ist nicht weiter schlimm, wenn man sogleich die Chance nutzt und seinem Gegenüber die Möglichkeit gibt, sich dem anderen verständlicher und genauer mitzuteilen. Manchmal ist es sinnvoller eine Redepause einzulegen und auszuhalten, als gleich mit einem Lösungsvorschlag zu kommen. Warten Sie auf den richtigen Zeitpunkt und haben ehrliches Interesse, eine Problemstellung gemeinsam zu lösen.

Ob Gespräche nun mit dem Vorgesetzten oder im privaten Umfeld ablaufen, die Schemata sind im Grunde dieselben.

Prinzipiell sollten Gespräche immer auf Augenhöhe gehalten werden. Keiner ist besser oder schlechter, wichtig ist, dass man den Überblick behält und dem Gespräch eine Struktur gibt.

Wenn Sie sich unsicher sind, oder keinen Punkt in einem Gespräch vergessen wollen, schreiben Sie sich Stichpunkte auf. An Hand dieser Liste können Sie dann strukturiert alle Ihnen wichtigen Punkte abhandeln.

> **Intensive oder unangenehme Gespräche sollten mit ausreichend Zeit und in ruhiger Umgebung erfolgen.**

> **Die Gesprächsteilnehmer sollten sich immer auf Augenhöhe begegnen.**

2.7　Fragetechniken

Um gezielt und geübt zu beraten und Gruppen sowie Gespräche zielführend anzuleiten, helfen unterschiedliche Fragetechniken.

2.7.1　Offene Fragen

Zu den typischen Gesprächsförderern zählen besonders offene Fragen. Zu den offenen Fragen gehören alle Fragen, bei denen ein weites Spektrum an Antwortmöglichkeiten vorhanden ist und die nicht nur mit Ja oder Nein beantwortet werden können.

Die offene Frage allein reicht jedoch nicht aus, um den Kunden zum Erzählen zu bringen. Verbunden mit beispielsweise Akzeptanz, bedingungsloser positiver Wertschätzung, mit Empathie und Offenheit, Authentizität, mit der Anerkennung von Autonomie und dem Wunsch eines jeden eigene Grenzen zu erweitern, mit einer vertrauensvollen Atmosphäre und Klarheit in der Fragestellung, kann diese Technik jedoch zu einem wahren Redefluss führen.

◩ Tab. 2.1 Lasswell-Formel

Wer	Ist die Frage nach dem Sender, der mit seiner Kommunikation eine bestimmte Wirkung und ein Verhalten beim Empfänger auslösen möchte.
sagt	Also das gesprochene Wort und nonverbale Signale, die wahrgenommen und empfangen werden.
was	Fragt nach der Sachebene der Botschaft, also nach dem, was als Inhalt vermittelt werden soll.
wie	Bezieht die Beziehungsebene der Kommunikation mit ein, die die Sachebene ergänzt und einen Einfluss darauf hat, wie der Sachinhalt aufgenommen wird.
zu wem	Fragt nach dem Empfänger der Botschaft (= dem Gesprächspartner).
mit welchem Erfolg?	Wurde der Sender vom Empfänger auch richtig verstanden? Konnte er die Reaktion beim Empfänger auslösen, die er erreichen wollte?
Wann und welche Rahmenbedingungen?	Das Umfeld und die Situation eines Gesprächs haben starken Einfluss auf den Erfolg eines Gesprächs.

Offene Fragen wirken ermutigend und kontaktfördernd. Sie regen den Kunden dazu an, sich zu öffnen und frei zu sprechen. Sie eignen sich besonders für den Beginn von Beratungsgesprächen und deren Vertiefung. Es muss allerdings darauf geachtet werden, dass thematisch nicht allzu sehr abgewichen wird oder die Antworten ausufern.

- **W-Fragen**

Hilfreich sind dabei z.B. die so genannten W-Fragen:
- Was?
- Wer?
- Wo?
- Wann?
- Wie?
- Weshalb?
- Wie viele?

Die Fragestellung ist hier gezielt halbstrukturiert gehalten und eignet sich deshalb besonders zur Verdeutlichung bestimmter Punkte, z.B. zur Klärung ausufernder Antworten.

Während F. Schulz-von Thun, Psychologe und Kommunikationswissenschaftler, in Deutschland das Vier-Seiten-Modell populär gemacht hat, welches besagt, dass jede Aussage in vier Aspekte interpretiert werden kann, formulierte Harold Dwight Lasswell, ein amerikanischer Politik- und Kommunikationswissenschaftler, schon 1948 ein grundlegendes Modell zur Massenkommunikation, die sogenannten Lasswell-Formel (◩ Tab. 2.1).

2.7.2 Geschlossene Fragen

Aber auch geschlossene Fragen können das thematische Abweichen bzw. Ausufern einer Antwort stoppen, d.h. diese Fragen können nur mit einem Ja oder Nein beantwortet werden. Es ist durchaus erlaubt, in solch einem Moment eine geschlossene Frage zu stellen, obwohl diese ansonsten eher nicht gesprächsförderlich wirken. Durch die knappen Antwortmöglichkeiten und die rasche Aneinanderreihung von Fragen, können geschlossene Fragen zur Einengung und Zentrierung statt zur Erweiterung oder Vertiefung führen. Das Gespräch wird schnell zu einem oberflächlichen Geplänkel bei dem die eigentlichen Belange untergehen können. Deshalb ist es sinnvoll sie nur gezielt und so oft wie nötig einzusetzen und sie während des Gesprächsbeginns gänzlich zu vermeiden.

Beispiel: »Also verstehe ich Sie richtig, dass Ihre Kopfschmerzen immer vormittags auftreten?«

2.7.3 Alternativfragen

Alternativfragen hingegen geben mindestens zwei Wahlmöglichkeiten vor und sind sehr gut geeignet, um dem Kunden die Produktwahl zu erleichtern. Sie suggerieren eher Wahlmöglichkeiten beim Antworten als geschlossene Fragen, geben jedoch die Richtung der Antwort strenger vor als W-Fragen oder offene Fragen. Besonders im Beratungsgespräch mit unentschlossenen Kunden, zeigen sie sich als unabkömmliche Kommunikationshilfe.

Beispiel: »Wir haben hier unterschiedliche Anwendungsmöglichkeiten. Möchten Sie lieber Tabletten, Kapseln oder Brausetabletten?«

Die Verwendung des richtigen Fragetypus ist eine Sache der Übung und der schnellen Einschätzung der Situation. Üben Sie die unterschiedlichen Fragetechniken bei Ihren Kunden und Kollegen und achten Sie auf die Antworten und den Informationsgehalt.

Merkzettel

Ich-Botschaften

- Erstens soll immer das auslösende Verhalten beschrieben (und nicht bewertet) werden. Zweitens sollen eigene Gefühle benannt und drittens sollen die möglichen Konsequenzen erwähnt werden.
- Durch Ich-Botschaften ist es möglich auf gleicher Augenhöhe Konsequenzen bestimmter Verhaltensweisen aufzuzeigen.

Themenzentrierte Interaktion

- TZI stellt eine gute Basis dar, damit sich Gruppen selbst leiten können.
- Ziel der TZI ist soziales Lernen und persönliche Entwicklung
- Die verschiedenen Ebenen spielen in allen Gesprächen eine wichtige Rolle, um richtig verstanden und wahrgenommen zu werden.

Konfliktarme Gesprächsführung

- Das Modell der Giraffe und des Wolfes stellt eine Grundhaltung in der Kommunikation dar, weniger eine klassische Methode.
- Konfliktarme Gesprächsführung beginnt damit, sich von richtig und falsch, schwarz und weiß zu distanzieren.
- Individuelle Gewohnheiten in der eigenen Kommunikation sollen durchbrochen und auf automatische Reaktionen hingewiesen werden.

Sachbotschaft

- Der sachlich-faktische Inhalt steht in der Regel nicht im Vordergrund. Das Gespräch wird mit dem »Bauch = Zweithirn« bewertet, d.h. über die Emotionen.
- Versuchen Sie bei fachlichen Informationen, sachlich und klar strukturiert zu bleiben, und senden Sie Ihre Botschaft möglichst deutlich und empfängerfreundlich.

DISC

- DiSC ist eine von vielen Möglichkeiten, mit den Stärken der Mitmenschen umzugehen und auf Grund ihrer individuellen Eigenschaften höhere Ziele effektiver zu erreichen.
- Auch für das einzelne Teammitglied an sich ist es hilfreich, mehr über die eigene soziale Kompetenz zu wissen.
- Schaffen Sie Verbindlichkeit durch Verständnis und Übereinstimmungen.

Gespräche untereinander

- Zeigen Sie wertschätzendes Interesse an Ihrem Gegenüber
- Je nach Intensität der Gespräche und Einstellung der Beteiligten, kann durch gezieltes Eingehen auf den Gesprächspartner ein tiefgreifendes Gespräch entstehen.
- Keiner ist besser oder schlechter; wichtig ist, dass man den Überblick behält und dem Gespräch eine Struktur gibt.

Fragetechniken

- Nutzen Sie die Möglichkeit, gezielt Informationen Ihrer Kunden durch Verwendung offener, geschlossener und sogenannten W-Fragen zu erhalten.
- Die Verwendung des richtigen Fragetypus ist eine Sache der Übung und der schnellen Einschätzung der Situation.

Stellen Sie Ihre eigenen Bemerkungen zusammen (◘ Abb. 2.4)

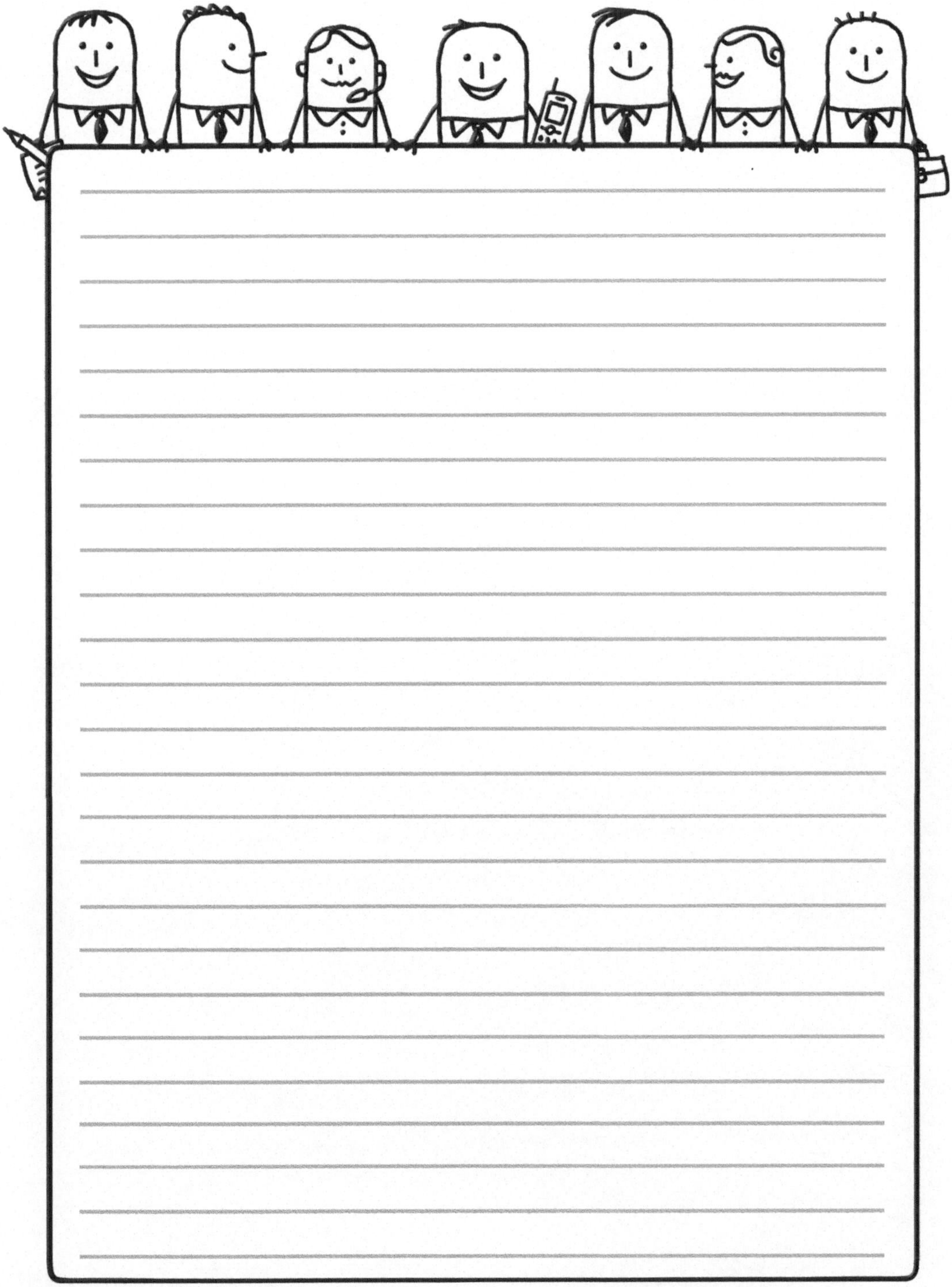

Abb. 2.4 Eigene Bemerkungen

QM und ABDA

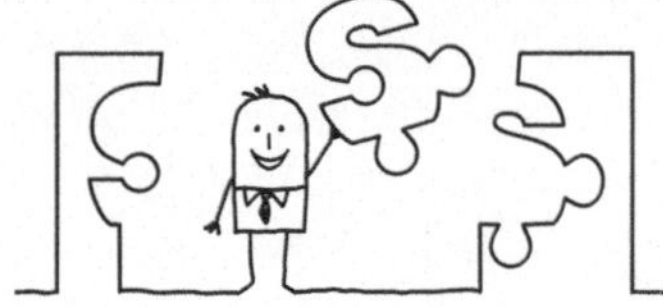

Abb. 3.1 QM und ABDA

Anmerkung: In diesem Buch begegnet Ihnen das Wort Audit ebenfalls als Synonym für Teammeetings, da diese einen wichtigen Teil der Kommunikation wie der Anhörung und Sammlung von Interessen sowie Ideen und Vorschlägen der einzelnen Teammitglieder dienen.

Die Vorteile eines Qualitätsmanagementsystems für die interne und externe Kommunikation

Ein QMS soll die Abläufe innerhalb der Apotheke kontinuierlich verbessern und Transparenz und Sicherheit schaffen.

3.1 Audit und Zertifizierung

Schlüsselworte eines möglichst geregelten Ablaufs sind »Qualitätsmanagement« und »Audit« (**Abb. 3.1**).

Audit kommt ursprünglich aus dem lateinischen und bedeutet so viel wie Anhörung. Unter Audits versteht man heutzutage Untersuchungsmethoden oder -verfahren, die dazu dienen, Prozesse zu evaluieren bezüglich deren Anforderungen und entsprechenden Richtlinien. Eine dynamische Qualitätssicherung kann durch Fragebögen (**Abb. 3.2**) erreicht werden. Das Ziel hierbei ist, durch Wiederholungen ganzer Settings wie identischer Teilnehmer, Themen und Fragen die Wirksamkeit einer Maßnahme zu überprüfen.

Professionelle und kostenpflichtige Zertifizierung bieten Institute wie z.B. der TÜV an, aber auch intern kann und muss eine ständige Evaluierung erfolgen.

Die Meetings tragen wesentlich zu Informationsaustausch, Aktualität und Aufklärung aktueller Prozesse bei (**Abb. 3.2**).

3.2 Qualitätsmanagement

Die Anforderungen an Apotheken und an die Qualität der Dienstleistungen und Produkte, die sie anbieten, sind auf einem hohen Niveau. Dies fordert unter anderem die Apothekenbetriebsordnung. Um die erreichte Qualität zu sichern und weiter zu verbessern, empfiehlt sich die Einführung eines Qualitätsmanagementsystems (QMS), in dem die Apothekenleistungen systematisch standardisiert und dokumentiert werden.

Der Sinn eines QMS liegt darin, die Abläufe in der Apotheke durch systematische Verbesserungen permanent zu optimieren. Hierdurch sollen Fehler reduziert und Ressourcen effektiver ausgenutzt werden. Dabei liegt ein besonderes Augenmerk auf
- der kontinuierlichen Verbesserung der Versorgung der Bevölkerung mit Arzneimitteln,
- der Sicherstellung und Verbesserung der Beratungsqualität,
- der Erhöhung der Arzneimittelsicherheit,
- der Einführung und Weiterentwicklung der pharmazeutischen Betreuung und
- der konsequenten Weiterentwicklung der fachlichen Kompetenz.

Am Ende steht die Verbesserung der Kundenzufriedenheit und natürlich auch die der Mitarbeiter.

Ein gutes QMS schafft Transparenz und Sicherheit und verbessert nicht zuletzt die Kommunikation im Team. Die eindeutigen Regelungen zu Arbeitsabläufen und Zuständigkeiten fördern die Motivation der Mitarbeiter und deren Teamgeist. Die Mitarbeiter profitieren von den Erfahrungen ihrer Kollegen und darüber hinaus hilft das QMS, Missverständnisse zu vermeiden. Durch die verbesserte Kommuni-

Name der Apotheke
Datum. Ort
Beginn - Ende Uhrzeit
Seite 1 von __
Thema 1
Name/Anzahl der Teilnehmer
Ur
iST
SOLL
1.
2.
3.
4.
5.
6.
7.
8.
9.
10.
11.
12.
13.
14.
15.
16.
17.
18.
19.
20.
Thema 2
Ur
iST
SOLL
Thema 3
Bemerkungen
Ur
iST
SOLL
Datum/Name Protokollführer
Unterschrift Protokollführer

⬛ Abb. 3.2 Beispielvorlage internes Teamaudit

kation hat der Einzelne mehr Zeit für das Wesentliche: Kundenberatung, Pharmazeutische Betreuung und pharmazeutische Dienstleistungen. Die Kundenzufriedenheit steigt und damit die Attraktivität der Apotheke.

Besonders bei der Einarbeitung von neuen Mitarbeitern oder in Apotheken in denen viele Teilzeitkräfte beschäftigt sind, ist es wichtig klare Regeln zu haben. Mit einem für alle verständlichen QMS sorgt man so für reibungslose Abläufe - mehr Sicherheit im Arbeitsalltag.

3.2.1 Einführung eines Qualitätsmanagementsystems

Die Einführung eines Qualitätsmanagementsystems erfolgt in zwei Schritten.

Am Anfang steht die **Qualifizierung**. Hier sollen Arbeitsabläufe strukturiert werden. Ein Qualitätsmanagementhandbuch wird erarbeitet. Das Handbuch stellt dabei das zentrale Element dar, in dem Prozesse und Arbeitsabläufe systematisch festgehalten sind. Hier werden alle Handlungsrichtlinien dokumentiert. Dazu kommen Arbeits-

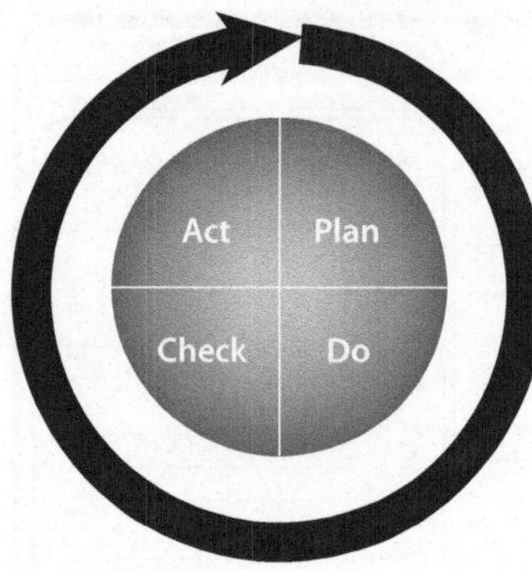

◨ Abb. 3.3 Regelkreis

Die Einführung eines QMS erfolgt in 2 Schritten: Qualifizierung und Zertifizierung.

anweisungen und diverse standardisierte Vorlagen und Aufzeichnungen, welche die Arbeitsabläufe begleiten. Sie kommen zum Beispiel bei Besprechungen oder beim Fehlermanagement zum Einsatz und helfen Fehler und Verbesserungsmaßnahmen effektiv festzuhalten und auszuwerten.

Den zweiten Schritt stellt die **Zertifizierung** dar. Hierfür wird das Handbuch eingereicht und von der zuständigen Stelle geprüft. Anschließend wird in einem externen Audit (Anhörung) in der Apotheke überprüft, ob die im Handbuch beschriebenen Prozesse von den Mitarbeiten umgesetzt werden. Das Zertifikat belegt die erbrachte Qualität.

Im Rahmen der ständigen Verbesserung funktioniert das QMS wie ein Regelkreis (◨ Abb. 3.3), in dem Verbesserungen geplant (Plan), dann umgesetzt (Do) und anschließend das Ergebnis kontrolliert wird (Check). Falls sich die Neuerung als positiv herausstellt wird sie für die gesamte Apotheke übernommen (Act).

Background
Weiterführende Informationen erhalten Sie hier:
- Qualitätsmanagementsystem: Vorsprung durch Zertifizierung aus »Der PTA in der Apotheke«:
  http://www.pta-aktuell.de/aktion/news/5785-Vorsprung-durch-Zertifizierung/
- Apothekenbetriebsordnung: QMS für alle Apotheken
  http://www.apotheke-adhoc.de/Nachrichten/Apothekenpraxis/10882.html

3.3   ABDA-Leitlinien

Die wichtigsten Leitlinien finden Sie auf den Internetseiten der ABDA.

Die ABDA Leitlinien unterstützen eine qualitativ hochwertige Beratung nach bestimmten Richtlinien. Auf den Internetseiten der ABDA kann man sich die aktuellen Leitlinien und Kommentare zu folgenden Themen ansehen und kostenlos downloaden.
- Arzneimittelsicherheit
- Arzneimittelinformation
- Blutuntersuchungen
- Ernährungsberatung
- Heimversorgung
- Hilfsmittelversorgung
- Hygienemanagement
- Information und Beratung Selbstmedikation
- Information und Beratung Rezept
- Parenteraliaherstellung
- Pharmazeutische Betreuung
- Prüfung und Lagerung und
- Versandhandel

Bei der Information und Beratung der Kunden sehen die Leitlinien eine genaue Vorgehensweise vor. Im Leitfaden sind die wichtigsten Gesprächsinhalte für die Patienteninformation und Beratung
- bei der Abgabe eines verschriebenen Arzneimittels,
- in der Selbstmedikation,
- bei der Symptomschilderung,
- beim Präparatewunsch

aufgeführt und durch exemplarische Gesprächsabläufe verdeutlicht. Besonders hervorheben möchten wir das Beratungsschema zur Selbstmedikation (◘ Abb. 3.4).

3.4 Qualitätssicherung

Qualitätssicherung hat viele Gesichter: Leitlinien sind offizielle Empfehlungen für bestimmte Arbeitsabläufe in Apotheken. Pharmazeutische Betreuung erfordert die Kooperation von Arzt, Apotheker und Patient. Das Pseudo-Customer-Konzept beinhaltet Testkäufe mit konstruktivem Feedback. Auf den Seiten der ABDA stehen weitere Angebote um die Qualität Ihrer Apotheke zu sichern und effizienter zu gestalten.

Arzneimittelkommission Wenn eine Apotheke bei einem Arzneimittel Qualitätsmängel, Nebenwirkungen oder einen Missbrauch bemerkt, meldet sie das an die Arzneimittelkommission der Deutschen Apotheker (AMK). Die AMK sammelt und bewertet diese Meldungen. Zusätzlich informiert die AMK die Apotheken regelmäßig und zeitnah über neu auftretende Probleme bei bestimmten Arzneimitteln.

Leitlinien Die Leitlinien zur Qualitätssicherung der Bundesapothekerkammer beschreiben apothekerliches Handeln in charakteristischen Situationen. Sie berücksichtigen die gültigen Gesetze und Verordnungen und orientieren sich am Stand von Wissenschaft und Technik. Bei der Einführung eines apothekenspezifischen Qualitätsmanagementsystems unterstützen sie die Beschreibung von Prozessen.

Pharmazeutische Betreuung Die Pharmazeutische Betreuung basiert auf der Zusammenarbeit zwischen Apotheker, Patient und Arzt. Ziel ist es, arzneimittelbezogene Probleme zu erkennen und gemeinsam Lösungsstrategien zu entwickeln. Dadurch soll die Arzneimitteltherapie optimiert und die Lebensqualität des Patienten erhöht werden. Wichtige Projekte der Vergangenheit waren die VITA- und die EDGAr-Studien.

> **Qualitätssicherung erfolgt auf vielen Ebenen – von der Arzneimittelkommission über das Pseudo-Customer-Konzept bis hin zu Leitlinien.**

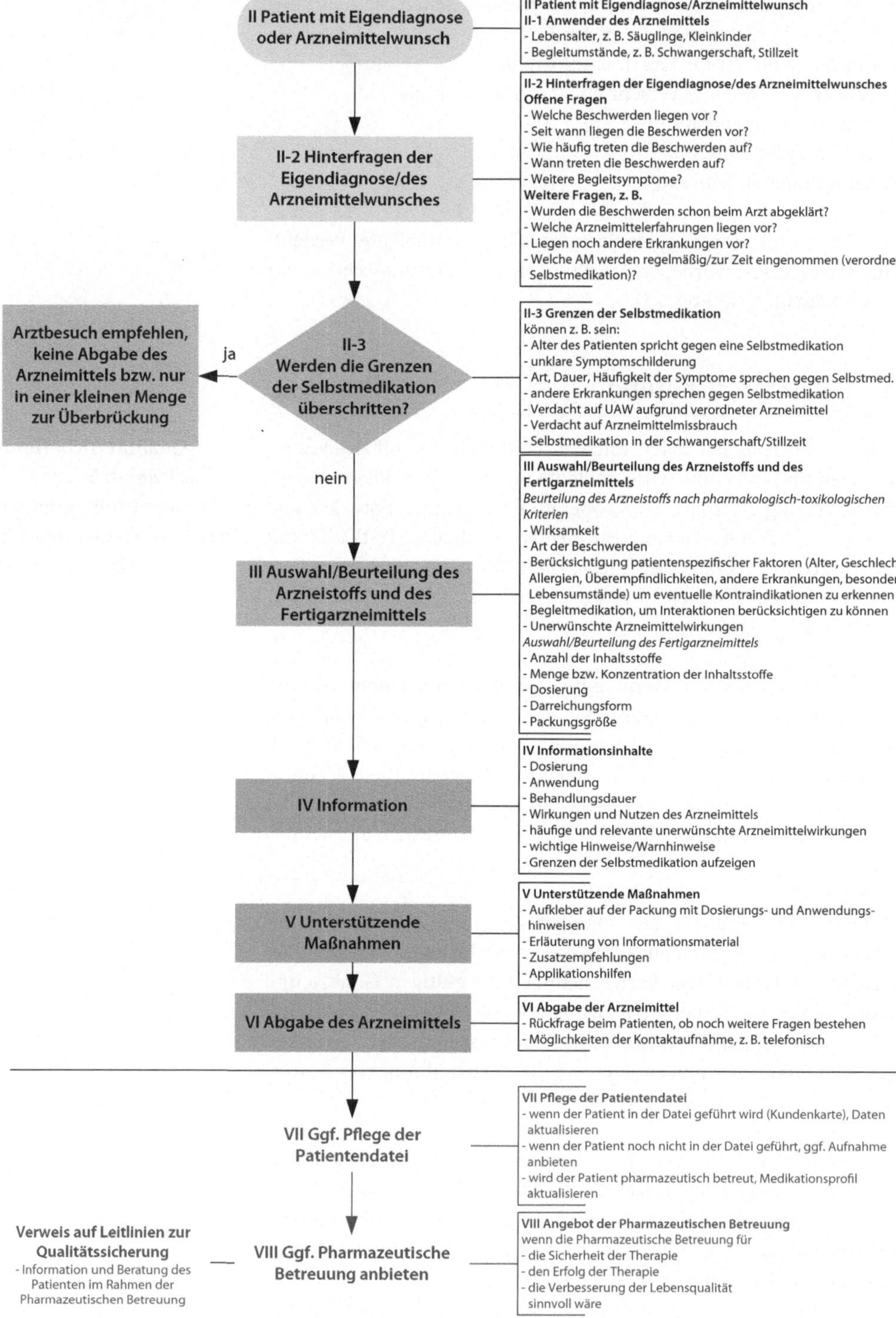

Abb. 3.4 Information und Beratung eines Patienten bei der Abgabe von Arzneimitteln – Selbstmedikation. (Mit freundl. Genehmigung von ABDA – Bundesvereinigung Deutscher Apothekerverbände)

Merkzettel

Audit und Zertifizierung
- Meetings tragen wesentlich zu Informationsaustausch, Aktualität und Aufklärung aktueller Prozesse bei.

Qualitätsmanagement
- Der Sinn eines QMS liegt darin, die Abläufe in der Apotheke durch systematische Verbesserungen permanent zu optimieren.
- Ein gutes QMS schafft Transparenz und Sicherheit und verbessert nicht zuletzt die Kommunikation im Team.
- Mit einem für alle verständlichen QMS sorgt man so für reibungslose Abläufe - mehr Sicherheit im Arbeitsalltag.

ABDA-Leitlinien
- Die ABDA Leitlinien unterstützen eine qualitativ hochwertige Beratung nach bestimmten Richtlinien.
- Bei der Information und Beratung der Kunden sehen Leitlinien eine genaue Vorgehensweise vor.
- Um das Qualitätsmanagementsystem zu vereinheitlichen und auf Bundesebene eine Marke zu etablieren, wurde ein Gütesiegel entwickelt.

Stellen Sie Ihre eigenen Anmerkungen zusammen (◼ Abb. 3.5).

Pseudo Customer Das Pseudo-Customer-Konzept ist eine kontinuierliche Maßnahme zur Verbesserung der Beratungsqualität in öffentlichen Apotheken. In Zusammenarbeit mit der WuV und der ABDA wird dieses innovative Konzept bundesweit von den Landesapothekerkammern angeboten. Jeder Pseudo-Customer-Besuch wird mit 8 Fortbildungspunkten für die teilnehmende Apotheke bewertet. Einen Erfahrungsbericht können Sie dem Kapitel Wirkung der Apotheke nach außen, Bericht eines Pseudo Customer entnehmen,

Kooperationen Kooperationen haben das Ziel, die Zusammenarbeit zwischen den unterschiedlichen Berufsgruppen im Gesundheitswesen zu optimieren. Dabei werden die Zuständigkeiten der einzelnen Berufsgruppen konsentiert sowie Kommunikationsketten und Handlungsabläufe definiert. Prozesse werden dadurch beschleunigt, Versorgungslücken geschlossen und die Wirtschaftlichkeit im Gesundheitssektor sowie die Patientensicherheit erhöht. Einen besonderen Stellenwert nimmt hierbei die Kooperation zwischen Arzt und Apotheker ein, da bei dieser Zusammenarbeit der Patient im Zentrum des Geschehens steht und einen direkten Nutzen durch die Kooperation erfährt.

BAK-Qualitätssiegel Die Apothekerkammern bieten ihren Mitgliedern ein apothekenspezifisches Qualitätsmanagementsystem an. Um es zu vereinheitlichen und auf Bundesebene eine Marke zu etablieren, wurde ein Gütesiegel entwickelt. Das BAK-Qualitätssiegel steht für definierte Inhalte und wird von der Bundesapothekerkammer an die Apothekerkammern vergeben.

Angebote zur Qualitätssicherung der Kammern Bei Fragen in Bezug auf die Qualitätssicherung können die Ansprechpartner bei der jeweiligen Landesapothekerkammer weiterhelfen.

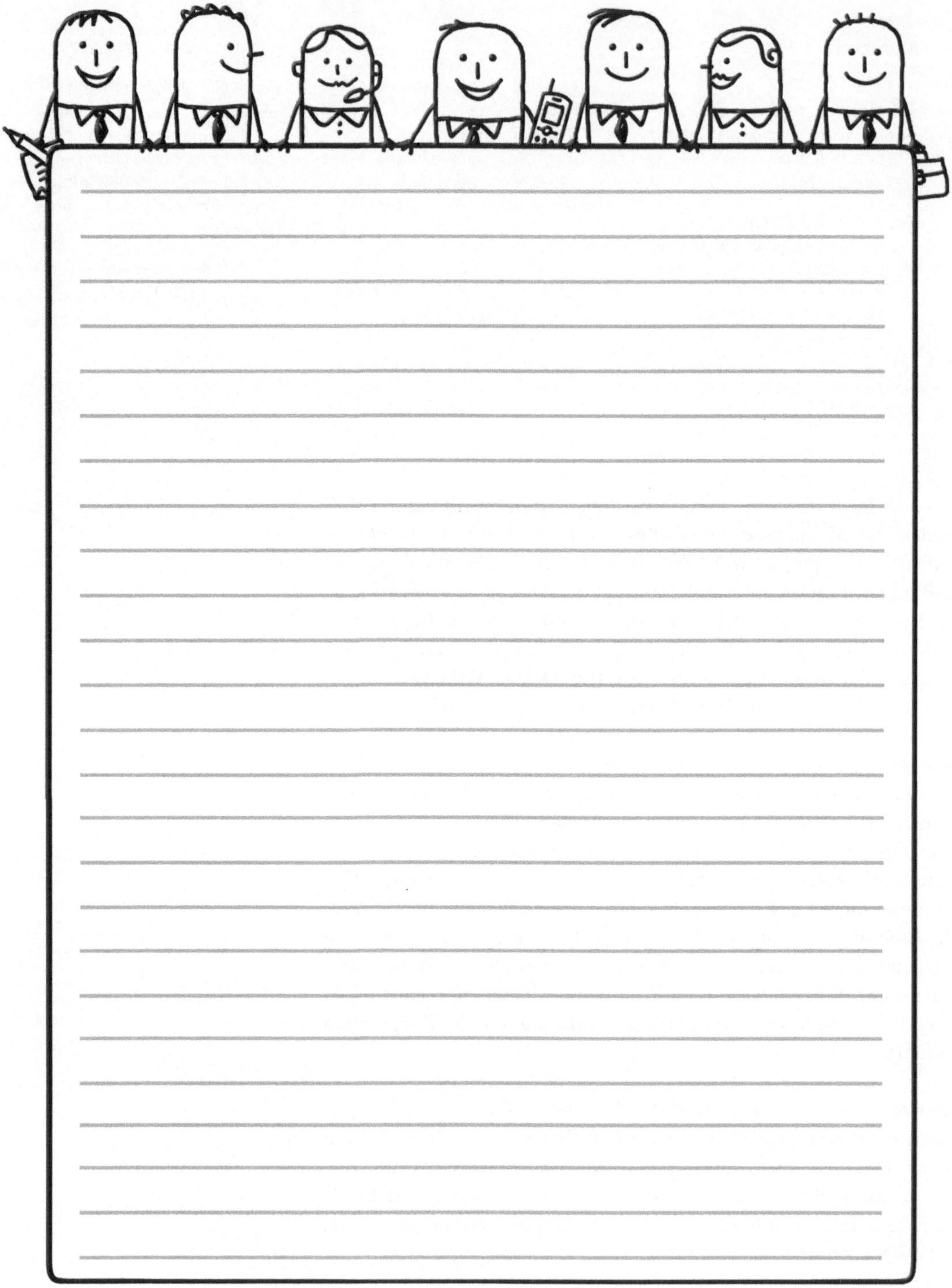

Abb. 3.5 Eigene Bemerkungen

Interne Kommunikation

Teamgrundlagen

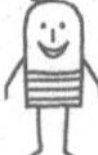
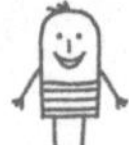

☐ **Abb. 4.1** Teamgrundlagen

Alle Teammitglieder arbeiten auf Augenhöhe miteinander.

4.1   Einleitung

Was versteht man unter einem Team (☐ Abb. 4.1)? Und was macht ein gutes Team aus? Sitzen alle in einem Boot?

Fest steht, dass gute Teams oder gute Teamarbeit stets von mehreren Faktoren abhängig sind. Personen, die bunt zusammengewürfelt sind, stellen noch lange kein Team dar, denn dazu benötigt es einen längeren Prozess. So gehören

- Konfliktmanagement,
- Engagement,
- Motivation,
- Innovation,
- Empathie und
- Kommunikation

zu den Grundpfeilern eines guten Miteinanders.

Bis es so weit ist, dass alle Angestellten sowie der Chef sich als Teil eines Teams verstehen, ist viel Arbeit vonnöten. Welcher Weg Sie zu einer gelungenen Teambildung auch bringt – eines ist klar: In einem Team kommt es auf jeden an, wobei alle auf gleicher Augenhöhe miteinander umgehen.

Neben Verlässlichkeit, einem gemeinsam erarbeiteten, eindeutigen Regelwerk sowie stringenter Kompetenzverteilung wird von allen Beteiligten eine klare Kommunikation gefordert. Auch sind Teamgeist und Teamfähigkeit heutzutage unverzichtbare Mitarbeitereigenschaften. Um hier eine klare Verteilung zu schaffen, ist es sinnvoll die Aufgabe einem Teamleiter anzuvertrauen. (Den Eigenschaften eines Teamleiters und dessen Wahl widmen wir uns in einem späteren Abschnitt.) Der Teamleiter kann und muss hier Aufgabenbereiche sicher verteilen und abgrenzen, was zur Stärkung der einzelnen Mitarbeiter führt. Im Team bedeutet das, dass die Schwächen eines Einzelnen sogar kompensiert und die Stärken weiterentwickelt werden können. Der Teamleiter soll hier die Eigenverantwortung und den Teamgeist kombinieren – keine leichte Aufgabe, in einem Umfeld, in dem die Hierarchie doch stark geprägt ist.

4.2   Ausgangslage / Startpunkt

Zu Beginn eines Teambildungsprozesses müssen die alten hierarchischen Strukturen durchbrochen werden.

Eine bestehende Hierarchie zu durchbrechen erfordert Mut, Willen, Offenheit, Kraft und Geduld. Strukturen, die schon seit Jahrhunderten bestehen, wollen aufgebrochen werden. Früher konnten nur ausgewählte Leute studieren, die entweder Geld oder entsprechende Befürworter hatten. Sie erlangten einen besonderen Status und suchten sich Gehilfen zur Arbeitserleichterung. Schaut man auf die alteingesessene Apothekenstruktur, so ist sie immer noch häufig sehr hierarchisch geprägt. Es ist schnell klar, wer was zu sagen hat: zuerst der Chef, dann der angestellte Apotheker oder die »Lieblings-PTA«. Ganz unten in der Kette stehen die Helferinnen.

Bis heute hat sich daran leider kaum etwas geändert. Die unterschiedlichen »Rangfolgen« ergeben sich aus den typischen Verhältnissen von Herrschaft und Autorität. In der Praxis jedoch, spiegeln die Kompetenzen nicht immer die tatsächlichen Strukturen wieder. So kann man häufig feststellen, dass die Helferin, die schon seit 25 Jahren im Betrieb arbeitet, mehr Befugnisse besitzt und Anweisungen gibt, als ihr auf rein rechtlicher Seite zustehen. Häufig spielt hier Gewohnheit, Routine und Erfahrung eine große Rolle, denn wer hat bestimmte Funktionen wie eben doch die Abgabe von Arzneimitteln übernommen, als es noch keine zweite Apothekerin oder eine neue PTA gab?

Sicherlich kann eine Helferin keine Apotheke leiten und in einer Millionen-Umsatzapotheke macht der Apotheker nicht die Ware. Auch fällt es schwer, Jahrzehnte alte Muster zu durchbrechen und neue Befugnisbereiche zu erstellen und zu verteilen.

Somit steht man einem Balanceakt gegenüber. Auf der einen Seite werden PTAs oder PKAs überdeutlich in ihre Schranken verwiesen, auf der anderen Seite ist häufig zu sehen, dass eine Überschätzung der eigenen Kompetenz besteht. So verwundert es nicht, dass die Offenheit der Mitarbeiter, an bestehenden Hierarchiestrukturen etwas ändern zu wollen, von den PKAs zu den Approbierten hin abnimmt (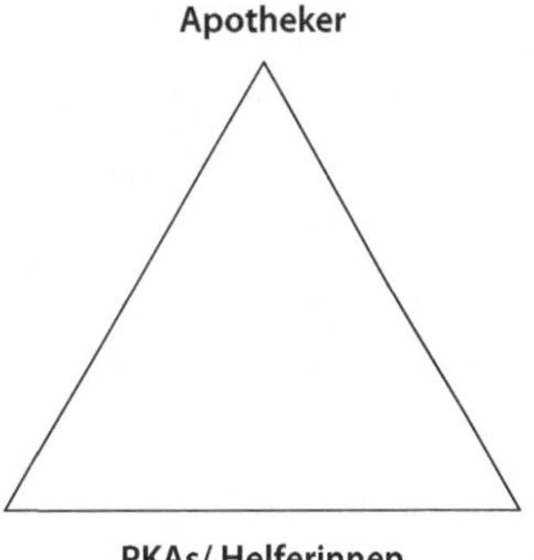 Abb. 4.2).

Abb. 4.2 Akzeptanz einer Umstrukturierung

Warum nimmt die Veränderungsbereitschaft zur Spitze hin ab? Vielleicht, weil fachkompetente Mitarbeiter das Gefühl haben, dass sie durch eine Arbeit auf Augenhöhe mit geringer oder anders qualifizierten Mitarbeitern gerade diese Fachkompetenz verlieren. Diese (falsche) Annahme nimmt zur Spitze hin zu. Bei dem Chef kann noch die Angst vor dem Verlust der Autorität hinzukommen.

Probiert man es dennoch aus, so stellt man fest, dass es kein Kompetenzverlust bedeutet, wenn man sich mit weniger oder anders kompetenten Mitarbeitern auf eine Stufe stellt, sondern im Gegenteil! Der Zugewinn ist bedeutend.

■ Ausblick

Heute zeigt sich ein anderes Bild. Es arbeiten keine Gehilfen mehr zur Arbeitserleichterung in Apotheken, stattdessen findet man weitere eigenständige Berufsbilder. Das eine Arbeitsprofil ist nicht mehr oder weniger wert als das andere. Zusammen ergeben die unterschiedlichen Berufsbilder eine sehr starke Mannschaft. Um diese unterschiedlichen Qualifikationen und Eigenschaften so sinnvoll wie nur möglich einzusetzen und auszunutzen, bedarf es vielleicht eines Wandels der eigenen Einstellung. Nutzen Sie die Offenheit Ihrer Mitarbeiter, suchen Sie bei Ihren (neuen) Arbeitskräften nach Gemeinschaftssinn.

Wenn das Teamgefühl in ihrer Apotheke im Moment schwach ausgeprägt ist, kann durch

Sich mit weniger oder anders kompetenten Mitarbeitern auf eine Stufe zu stellen, führt nicht zu einem Kompetenzverlust, sondern zu einem Zugewinn an Effektivität.

- eine wiederkehrende Kommunikation,
- Einführung neuer Handlungsabläufe,
- ein Durchbrechen der Routine und des Alltags,
- neuen Ideen,
- Miteinbeziehung aller Mitarbeiter,
- regelmäßigen Audits,
- kräftezehrende und offene Diskussionen,

mit viel Geduld und dem Willen etwas zu bewegen und zu verändern ein neuer Gedanke in die Apotheke getragen werden: Wir sind ein Team und wir arbeiten daran!

Geschenkt wird Ihnen nichts und einfach wird es auch nicht werden, aber die Investition lohnt sich.

Ihr Gewinn dabei ist ein Team, auf das sich alle verlassen können, in dem die Rollen klar verteilt sind und in dem Freude, Spaß und Austausch den Alltag begleiten. Wer arbeitet nicht gerne in einer positiven Atmosphäre? Der alltägliche Umgang miteinander, der sich nicht nur im Team widerspiegelt, sondern sich auch auf den Kunden überträgt, ist von unschätzbarem Wert für die Apotheke.

Im folgenden Absatz betrachten wir die Eigenschaften eines Teams genauer.

4.3   Definition und Merkmale eines Teams

Unterscheiden Sie zwischen Gruppe und Team.

Ein Team lässt sich anhand mehrerer Kriterien definieren. Zuerst einmal: ein Team ist keine Gruppe. Gruppen stellen in der Regel einen losen Verband von Mitgliedern dar.

Eine Arbeit in der Gruppe ist zwar möglich, aber nicht durch einfache Maßnahmen umzusetzen. Mit Zunahme der Arbeit und Aufgabenverteilung reicht diese Organisationsform nicht mehr aus (◘ Tab. 4.1). Das Ergebnis eines zielorientierten Arbeitens ist das Team, idealerweise angeleitet durch einen Teamleiter, auf dessen Bedeutung wir später intensiver eingehen.

In einem Team besteht eine enge Beziehung zwischen den einzelnen Mitgliedern und daraus resultierend eine zielgerichtete Arbeitsweise. Durch gemeinsame Erfahrungen verfestigt sich das Team prozessweise. Ein neues Teammitglied fügt sich durch gemeinsame Entstehungsprozesse ein – was nicht von heute auf morgen möglich ist und zwangsweise dazu führt, dass sich das gesamte Team wieder neu zusammenfügen muss.

Die Grundlage eines Teams stellt eine **Teamidentität** dar, die sich aus den unterschiedlichen Individuen der Mitglieder zusammensetzt. Diese Verbundenheit führt im Idealfall dazu, gemeinsam ein Ziel erreichen zu wollen, nicht zuletzt durch Einsatz der jeweiligen Fähigkeiten. Teamarbeit ist die Folge.

Besonders in einem Apothekenteam besteht eine gegenseitige Abhängigkeit aufgrund der unterschiedlichen Qualifikationen und Ein-

Tab. 4.1 Übersicht zur Unterscheidung zwischen Team und Gruppe

Eigenschaften	Team	Gruppe
Zusammensetzung	variable Anzahl an Mitgliedern aus verschiedenen Fachbereichen	feste Anzahl Mitglieder aus denselben Fachbereichen mit vergleichbaren Kenntnissen und Fähigkeiten
	die Mitglieder ergänzen sich bezüglich ihrer Kenntnisse und Fertigkeiten, wobei jedes Mitglied eine Hauptaufgabe hat, aber auch (fast) jede andere Aufgabe im Team wahrnehmen kann	jedes Mitglied hat einen festen Aufgabenbereich
	regelmäßiger Wissenstransfer	kaum Wissenstransfer
Führung	Teamleiter oder Teamsprecher, vom Team gewählt (= muss nicht automatisch der Apothekeninhaber sein)	Gruppenleiter, steht an der Spitze und wurde von »oben« benannt
	Führungsfunktionen und Entscheidungsgewalten verteilen sich auf verschiedene Mitglieder	der Gruppenleiter besitzt alleinige Führung und Entscheidungsgewalt
Organisation	das Team ist variabel strukturiert und organisiert, wobei Aufgaben selbstständig und vollständig durch die Mitglieder ausgeführt werden (Einschränkung berufliche Befugnis)	die Gruppe ist nach festen Regeln strukturiert und
	Mitglieder streben nach einem gemeinsamen Ziel	jedes Mitglied bekommt eine spezielle Aufgabe

satzbereiche der einzelnen Mitglieder und dennoch arbeitet das Team aufgaben- und zielorientiert. Erreicht wird dies durch gemeinsam erarbeitete **Kommunikationswege**, die innerhalb (im Team) sowie außerhalb (mit dem Kunden) gelten.

4.4 Das ideale Team

Das ideale Team wird es zu 100% nie geben, da Ideal und Wirklichkeit nie übereinstimmen werden. Hier möchten wir Ihnen eine Einteilung durch Blanchard genauer vorstellen. Kenneth Blanchard ist ein US-amerikanischer Unternehmer und Autor von diversen Managementbüchern. Er arbeitete u.a. als Professor für Führung und organisierendes Verhalten. Er und seine Mitarbeiter haben einen Evaluationsbogen erstellt, der durch das Wort »PERFORM« gekennzeichnet ist. »PERFORM« liefert eine Momentaufnahmen von Teams. Es zeigt Stärken und Schwächen von Hochleistungsteams auf. Die Methode setzt sich aus den folgenden, in **Tab. 4.2** aufgeführten sieben Begriffen zusammen.

Was steckt hinter diesen Begriffen?

Was zeichnet das ideale Team aus? Die 7 Grundpfeiler in PERFORM geben Anhaltspunkte.

Tab. 4.2 PERFORM

Begriffe	Übersetzung
Purpose	Ziel
Empowerment	Bevollmächtigung
Relationship and Communication	Beziehung und Kommunikation
Flexibility	Flexibilität
Optimal Performance	Optimale Leistung
Recognition and Appreciation	Respekt und Anerkennung
Morale	Motivation

- **Purpose and Values – Ziel und Werte**

Die Teammitglieder sind in der Lage, ein gemeinsames Ziel zu nennen, dem sich alle verpflichtet fühlen. Diese Ziele sind klar und eindeutig definiert, anspruchsvoll und haben einen klaren Sinnbezug. Ebenso die Strategien zur Erreichung der Ziele sind für alle überschaubar. Die Rollenverteilung im Team steht fest.

Allen Teammitgliedern ist klar, was die Arbeit des Teams ist und warum diese wichtig ist.

- **Empowerment – Bevollmächtigung**

Die Mitglieder des Teams arbeiten mit dem Bewusstsein, persönlich und als Team etwas bewegen zu können. Ferner haben sie Zugang zu den notwendigen fachlich aktuellen Quellen und Materialien. Die Mitglieder begegnen sich mit Respekt, Wertschätzung und Hilfsbereitschaft und ihr Arbeitsstil steht im Einklang mit den Zielen des Teams.

Alle Teammitglieder sind zuversichtlich über die Fähigkeit des Teams, Hindernisse zu überwinden und seine Visionen zu realisieren.

- **Relationship and Communication – Beziehung und Kommunikation**

Die Teammitglieder äußern sich offen und ehrlich und haben keine Angst, einander positive Eigenschaften wie Sympathie, Akzeptanz und Verständnis zu zeigen. Die Mitglieder hören einander zu und fragen nach, Unterschiede von Meinungen und Sichtweisen werden begrüßt und diskutiert.

Alle Teammitglieder sind engagiert dabei, offen zu kommunizieren. Sie fühlen, dass eigene Meinungen, Gedanken und Gefühle ohne Angst und Folgen geäußert werden können.

Jedes Individuum hat seine eigene Meinung und diese soll auch gegenüber der Gruppe vertreten werden. Für den Teamgedanken darf sich der Mitarbeiter nicht um jeden Preis unterordnen.

- **Flexibility – Flexibilität**

Bei Bedarf übernehmen die Mitglieder andere Rollen und Funktionen und tragen somit gemeinsam die Verantwortung für die Leitung und die Entwicklung des Teams. Die Teammitglieder können sich auf wechselnde Anforderungen einstellen und unterschiedlichsten Standpunkte und Sichtweisen werden in Betracht gezogen und besprochen.

Alle Teammitglieder sind flexibel und erfüllen unterschiedliche Aufgaben zur Erhaltung des laufenden Betriebes nach Bedarf.

■ **Optimal Performance – Optimale Leistung**

Der Arbeitsertrag im Team ist hoch und ebenfalls werden qualitativ hochwertige Ergebnisse erzielt. Die Entscheidungsfindung verläuft effektiv und Prozesse zur Problemlösung sind für alle Teilnehmer durchschaubar.

Alle Teammitglieder gemeinsam schaffen signifikante Ergebnisse durch die Verpflichtung an hohe Standards und Qualität der Ergebnisse.

■ **Recognition and Appreciation – Respekt und Anerkennung**

Die Beiträge der einzelnen Mitglieder werden vom Teamleiter und dem Team anerkannt, gewürdigt und erst einmal nicht bewertet. Die Beiträge des Teams werden innerhalb der Gesamtorganisation ebenfalls geschätzt und anerkannt. Die Teammitglieder sollen sich respektiert fühlen und die Teamleistung ist für jeden einzelnen sichtbar, bzw. einsehbar.

Alle Leistungen der Teammitglieder werden individuell oder als Team vom Teamleiter erkannt und gemeinsam gewürdigt (z.B. in Form von Feiern).

■ **Morale - Motivation**

Die Teammitglieder arbeiten gern im Team, sind zuversichtlich und fühlen sich motiviert. Die gemeinsame Arbeit erfüllt die einzelnen Mitglieder mit Stolz und Zufriedenheit. Das Team fühlt sich zusammengehörig und entwickelt Teamgeist.

Alle Teammitglieder sind begeistert über die Teamarbeit und jedes Mitglied ist stolz darauf, Teil des Teams zu sein.

PERFORM steht also für die Grundpfeiler eines funktionierenden Teams. Jedes Individuum hat seine eigene Meinung und diese soll auch gegenüber der Gruppe vertreten werden. Für den Teamgedanken darf sich der Mitarbeiter nicht um jeden Preis unterordnen. Das Vertreten von eigenen Interessen, Meinungen, Ideen und Lösungen ist wünschenswert, da dies den Gesamtpool des Teams in allen Bereichen erweitert und bereichert.

Als Chef oder bemühte/r Mitarbeiter sollten nach Kenneth Blanchard folgende 10 Fragen klar beantworten werden können, damit ein Team überhaupt ein Team werden und sein kann:

1. Haben Sie klare Visionen für Ihr Team und wie lauten diese?
2. Wie wichtig ist Spaß im Team und wie wird dieser umgesetzt?
3. Führen Sie durch Vorbildfunktion? Und wenn ja, wo?
4. Wie wichtig ist es Ihnen, beliebt zu sein?

Schauen Sie, wo Sie und Ihre Mitarbeiter in Bezug auf die Teambildung stehen und arbeiten Sie den Bewertungsbogen durch.

5. Haben Sie sich selbst klare Ziele gesetzt, um zur sukzessiven Teamentwicklung beizutragen?
6. Sind Sie offen für die Vorschläge aus Ihrem Team? Versteht Ihr Team, dass Pläne geändert werden können und werden sie bei Bedarf geändert?
7. Verhalten Sie sich in ähnlichen Situationen in ähnlichen Formen?
8. Haben Sie Belohnungsrituale, die die gleichen Verhaltensweisen immer mit einem positiven Feedback belegen?
9. Ist Integrität für Sie und Ihr Team von hohem Stellenwert?
10. Entsprechen Ihre Verhaltensweisen auch Ihren Aussagen?

Wenn Sie nun wissen wollen, wo Ihr Team steht oder noch eine Gruppe darstellt, dann kann Ihnen folgender Bewertungsbogen (◘ Tab. 4.3) und die Auswertung nach Blanchard behilflich sein.

▪ Auswertung des Beurteilungsbogens (◘ Tab. 4.3)

28–48 Skalenpunkte Eine sehr hohe Leistungsbereitschaft und -fähigkeit sowie die starke Zusammengehörigkeit im Team zeichnen das Hochleistungsteam aus. Hier gilt es, die exzellente Teamqualität, die die Qualität eines echten Teams übersteigt, anzuerkennen und den Einzelnen in seiner Hochleistung weiter zu bestärken. Die Mitglieder weisen einen starken Einsatz für die persönliche Entwicklung und den Erfolg des Einzelnen auf.

49–69 Skalenpunkte Hier ist ein echtes Team am Werk. Die Teammitglieder haben einander ergänzende Fähigkeiten und Fertigkeiten. Das Engagement für die gemeinsamen Ziele ist in etwa gleich verteilt. Es existiert ein weitgehender Konsens über Arbeitskonzept, Inhalte und Methodik. Alle ziehen sich gegenseitig zur Verantwortung, um Probleme und Konflikte zu lösen. Ein Teamcoaching könnte die Teamperformance steigern oder/und ein Einzelcoaching die Führungskompetenz des Teamleiters stärken, um so Arbeitsbedingungen und Umfeld zu optimieren.

70–90 Skalenpunkte Dies ist ein potentielles Team. Es lohnt sich, Zeit und Arbeit in die Entwicklung zu investieren, z.B. Teamentwicklungsmaßnahmen durchzuführen sowie Trainingsmöglichkeiten zu schaffen. Potentielle Teams haben eine wesentliche gemeinsame Leistungsanforderung und sie versuchen wirklich, ihre Leistungskraft zu erhöhen. Es braucht mehr Zielentschlossenheit, effektive Kommunikation, zuverlässige Spielregeln, gemeinsames Verantwortungsbewusstsein sowie Teamgeist.

91–112 Skalenpunkte Hier handelt es sich entweder um eine Arbeitsgruppe oder ein Pseudo-Team. Eine Arbeitsgruppe zeichnet sich dadurch aus, dass sie Informationen, »best practices« und Perspektiven austauscht, aber es gibt keine Entwicklungsziele und keine ernsthaft

◼ **Tab. 4.3** Evaluationsbogen nach dem PERFORM-Modell Bei dem vorliegenden Evaluationsbogen werden jeweils vier Fragen zu den einzelnen Punkten von PERFORM gestellt. Je höher die Übereinstimmung Ihres Teams zu den Inhalten von PERFORM sind, desto mehr gleicht Ihrem Team einem hervorragenden Team. Wo rangiert Ihr Team auf einer Skala von 1 bis 4? 1 = stimme voll zu; 2 = stimme eher zu; 3 = stimme eher nicht zu; 4 = stimme gar nicht zu

Aussage	Punkte (1 = stimme voll zu; 2 = stimme eher zu; 3= stimme eher nicht zu; 4 = stimme gar nicht zu)
Merkmal Perspektive - Sinnzusammenhang, Zweck, Ziel, Absicht, Leitidee (Purpose)	
1 Die Teilnehmer können eine gemeinsame Leitidee nennen, der sich alle verpflichtet fühlen.	
2 Die Ziele sind eindeutig definiert, anspruchsvoll und haben einen klaren Sinnzusammenhang.	
3 Strategien und Vorgehensweisen stehen mit den Zielen im Einklang.	
4 Die Rollenverteilung unter den Team-Mitgliedern ist klar.	
Ermächtigung - Ermächtigung, Autorisierung (Empowerment)	
5 Die Teilnehmer handeln und entscheiden im Rahmen ihres Arbeitsauftrags eigenverantwortlich.	
6 Sie gehen davon aus, persönlich und als Gruppe etwas bewegen zu können.	
7 Sie haben Zugang zu den nötigen fachlichen und materiellen Ressourcen.	
8 Sie begegnen sich mit Respekt und Hilfsbereitschaft.	
Relation - Beziehung und Kommunikation (Relationships and Communication)	
9 Die Teilnehmer diskutieren im Team zielorientiert, offen und selbstbewusst.	
10 Sie scheuen sich nicht, einander Verständnis und Akzeptanz zu zeigen.	
11 Sie hören einander aktiv zu.	
12 Unterschiede in Meinung und Sichtweise werden begrüßt.	
Flexibilität (Flexibility)	
13 Bei Bedarf übernehmen die Teilnehmer auch andere Rollen und Funktionen.	
14 Sie verantworten die Leitung und Entwicklung der Gruppe gemeinsam.	
15 Sie können sich auf wechselnde Anforderungen einstellen.	
16 Unterschiedliche Standpunkte und Sichtweisen werden in Betracht gezogen.	
Optimale Leistung und Produktivität (Optimal Performance and Productivity)	
17 Der Arbeitsertrag des Teams ist hoch.	
18 Es werden qualitativ hervorragende Ergebnisse erzielt.	
19 Die Entscheidungsfindung verläuft effektiv.	
20 Die Problemlösungsprozesse sind für jedes Teammitglied durchschaubar.	
Rückmeldung - Anerkennung und Würdigung (Recognition and Appreciation)	
21 Die Teilnehmerbeiträge werden von jedem im Team anerkannt und gewürdigt.	

▣ Tab. 4.3 Fortsetzung

	Aussage	Punkte (1 = stimme voll zu; 2 = stimme eher zu; 3= stimme eher nicht zu; 4 = stimme gar nicht zu)
22	Die Leistung des Teams ist für die einzelnen Teilnehmer einsehbar.	
23	Die Team-Mitglieder fühlen sich respektiert.	
24	Die Beiträge des Teams werden innerhalb der Organisation geschätzt und anerkannt.	
Motivation Stimmung (Morale)		
25	Die Teilnehmer arbeiten gern im Team mit.	
26	Sie fühlen sich zuversichtlich und motiviert.	
27	Die gemeinsame Arbeit erfüllt die Teilnehmer mit Stolz und Befriedigung.	
28	Das Team fühlt sich zusammengehörig und entwickelt Teamgeist.	
Gesamtwert		

Nach Blanchard K, Carew D, Parisi-Carew E (2002) Der Minuten-Manager schult Hochleistungsteams. Rowohlt, Hamburg

angestrebte gemeinsame Sache. Ein Pseudo-Team nennt sich Team, lebt es aber nicht. Es gibt keinen Fokus auf die kooperative Leistung, stattdessen wird individuelle Leistung höher geschätzt.

Wenn Ihrem Team nur noch Hindernisse im Wege stehen, zeigen wir Ihnen im folgenden Kapitel unterschiedliche Ansätze, Gründe und Lösungswege auf, um doch noch ein starkes, ein ideales Team zu werden.

Fakten eines idealen Teams
- arbeitet gerne zusammen
- fühlt sich zuversichtlich und motiviert
- erfüllt die Arbeit mit Stolz und Befriedigung
- fühlt sich zusammengehörig und entwickelt Teamgeist

»Ideales Team« – das klingt total super. Doch die Ernüchterung kommt, dass es das ideale Team (meist) nicht gibt. Aber: man kann sich ihm annähern!

4.5   Teamleitbild

Wie kann ein gemeinsames Ziel, ein Teamleitbild, aussehen?

Ein Teamleitbild wird zu Beginn einer Teamgründung erstellt. Es dient dazu, die Organisation darzustellen und einen einheitlichen

Ein Teamleitbild beinhaltet das gemeinsam gesteckte Ziel und spiegelt die Organisation wider.

Teamgedanken zu formulieren und das gemeinsam erstellte Ziel nach außen zu vertreten.

Beispiel für ein Teamleitbild:

»Unser Team setzt sich aus x Mitgliedern unterschiedlichen Alters und Qualifikation zusammen. X verschiedene Charaktere bilden unsere Einheit, um ein im Team erstelltes Ziel zu erreichen. Unser Ziel ist ein harmonischer Arbeitsablauf mit wenig Informationsverlust zum Wohle unserer Kunden und dem Ertrag der Apotheke. Jeder soll mit Freude und neuen Erwartungen den Tag beginnen und sich dabei mit seinen Stärken und Schwächen einbringen dürfen. Es ist uns wichtig, Vertrauen und Respekt, Toleranz und Menschlichkeit im Team und nach außen leben zu können.«

Zugegeben, ein hoch gestecktes Ziel/Leitbild. Das Leitbild ist nicht allein von guten Vorsätzen abhängig, sondern auch von unserem Kommunikationsverhalten.

Jedes Mitglied soll sich einbringen und das Teamleitbild in seiner Entstehung, seiner Durchführbarkeit und praxisnaher Umsetzung unterstützen. Hierfür muss der Mitarbeiter offen sein und sich auf seine Kollegen einlassen. Am besten gelingt dies, wenn durch eine eigene Motivation die Interaktion angeregt wird.

Also sprechen Sie nicht nur eine Sprache, bringen Sie sich ein, integrieren Sie sich und seien Sie innovativ und interaktiv. Zeigen Sie Toleranz und seien Sie offen für Informationen – egal von welchem Teammitglied. Akzeptieren Sie andere Meinungen und Ideen. Zeigen Sie Bereitschaft, sich in andere Gebiete hineinzudenken und einzuarbeiten. Zeigen Sie Empathie und treten Sie zum Wohle anderer auch einmal zurück. Entwickeln Sie aktive Anteilnahme und Beteiligung am Geschehen, dadurch fördern auch Sie das Teamklima.

Ein sachliches und ausgeglichenes Verhalten, die Fähigkeit sich selbstkritisch mit Meinungen anderer auseinander zu setzen, sich selbst real einzuschätzen, und eine reelle Wahrnehmung fördern das Teamklima.

Beginnen Sie mit einem ehrlich gemeinten und freundlichen »Guten Morgen«. Sicherlich hat jeder auch mal einen Tag, an dem er mit dem falschen Fuß aufgestanden ist. Kommunizieren Sie das Ihren Kollegen – denn diese tragen keine Schuld daran. Oftmals hilft Ihren Kollegen eine kurze Erklärung oder Erläuterung, was gerade los ist oder warum etwas passiert ist, Sie besser zu verstehen. Das fordert das Verständnis, warum Sie z.B. gerade kurz angebunden sind, oder erst mal eine Tasse Tee brauchen, um sich wieder ausgeglichen den Kunden widmen zu können.

> **In einem idealen Team bringt sich jedes Mitglied ein und unterstützt das Teamleitbild in seiner Entstehung, seiner Durchführbarkeit und praxisnaher Umsetzung.**

Merkzettel

Einleitung

- Gute Teams und gute Teamarbeit sind stets von mehreren Faktoren abhängig.
- Grundlage ist eine klare Kommunikation
- Teamgeist und Teamfähigkeit sind heutzutage unverzichtbare Mitarbeitereigenschaften

Ausgangslage/Startpunkt

- Eine bestehende Hierarchie zu durchbrechen erfordert Mut, Willen, Offenheit, Kraft und Geduld.
- Die Offenheit, an bestehenden Hierarchiestrukturen etwas zu verändern, nimmt von den PKAs zu den Approbierten hin ab.
- Arbeiten auf Augenhöhe steigert das Selbstwertgefühl und bringt einen bedeutenden Zugewinn.

Definition und Merkmale eines Teams

- Ein Team ist keine Gruppe
- In einem Team besteht eine enge Beziehung zwischen den einzelnen Mitgliedern und daraus resultierend eine zielgerichtete Arbeitsweise.
- Besonders in einem Apothekenteam besteht eine gegenseitige Abhängigkeit aufgrund der unterschiedlichen Qualifikationen und Einsatzbereiche.

Das ideale Team

- Das ideale Team wird es zu 100% niemals geben
- Allen Teammitgliedern ist klar, was die Arbeit des Teams ist und warum diese wichtig ist.
- Die Teammitglieder sind in der Lage, ein gemeinsames Ziel zu nennen, dem sich alle verpflichtet fühlen.

Teamleitbild

- Ein Teamleitbild dient dazu, die Organisation darzustellen und einen einheitlichen Teamgedanken zu formulieren.
- Jedes Mitglied soll sich einbringen und das Teamleitbild in seiner Entstehung, seiner Durchführbarkeit und praxisnaher Umsetzung unterstützen.
- Akzeptieren Sie andere Meinungen und Ideen.

Stellen Sie Ihre eigenen Bemerkungen zusammen (◗ Abb. 4.3).

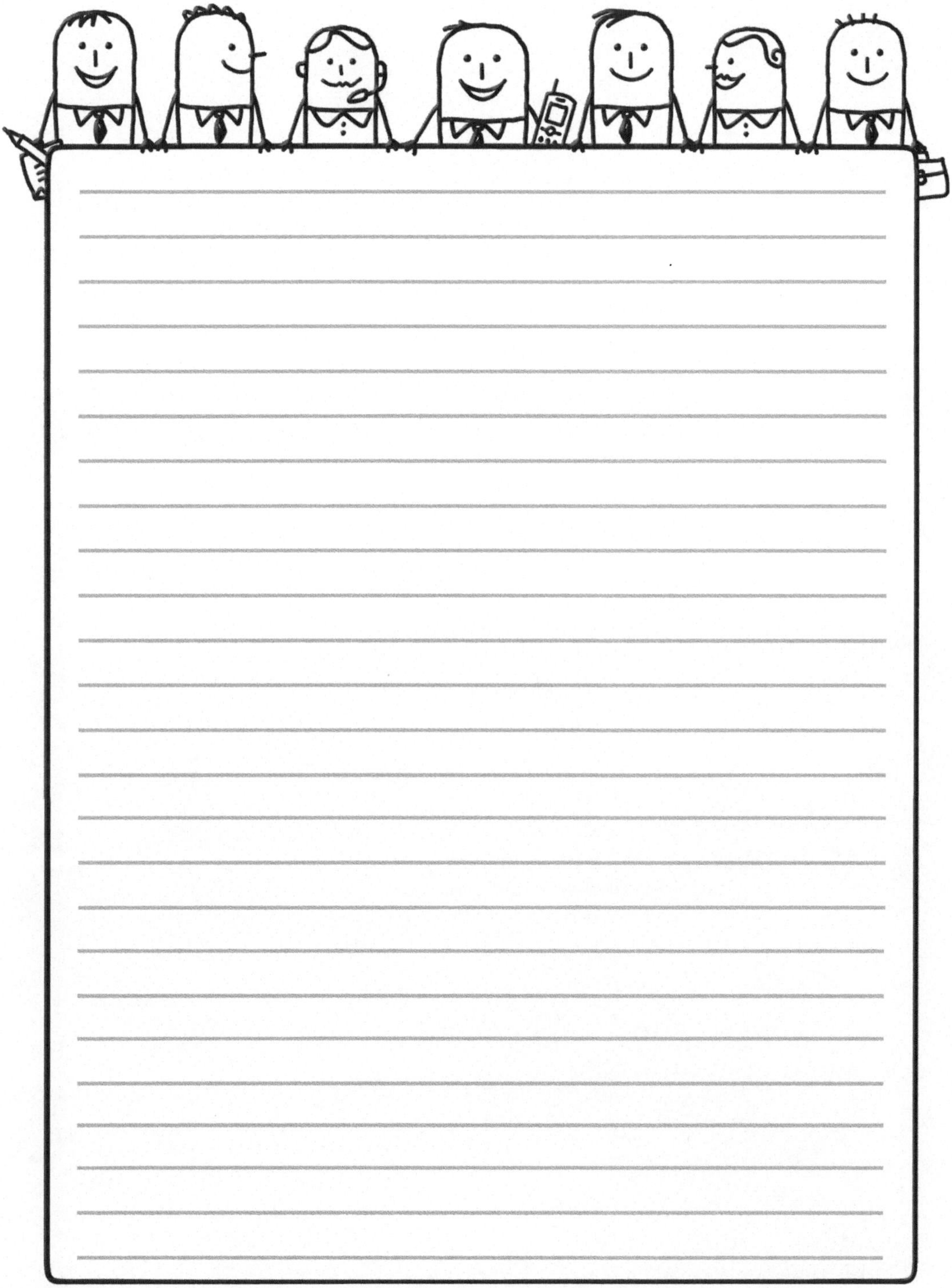

Abb. 4.3 Eigene Bemerkungen

Strukturen im Team

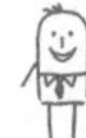

Abb. 5.1 Teamstrukturen

Die Bedeutung der eigenen inneren Einstellung

5.1 Ich im Team – Standortanalyse

Wo stehen Sie im Team (Abb. 5.1)? Wo wollen Sie im Team stehen? Wie ist Ihre Motivation? Was ist Ihre Motivation? Können Sie Ihre Motivation und Ihr Engagement verbessern? Von welchen Faktoren ist das abhängig? Sind Sie allein für Ihre Rolle verantwortlich? Woran liegt es, das Sie denken, andere denken Sie seien nicht gut genug? Macht der andere es besser? Was wird von Ihnen erwartet?

»Seien Sie ruhig kritisch – aber nicht zu streng!«

E. v. Hirschhausen sagt: »Perfektion zu suchen ist der sicherste Weg ins Unglück!«. Also fragen Sie sich einfach: Wer bin ich? Was mache ich? Und mit Sicherheit der wichtigste Punkt: Bin ich zufrieden?

Und? Sind Sie zufrieden? Mit Ihrem Arbeitsplatz und Ihren Kollegen und dem gegenseitigem Umgang? Sind Sie fair zu sich und anderen?

Nehmen Sie sich die Zeit und finden Sie Antworten auf Fragen wie diese hier (Abb. 5.2). Finden Sie heraus, was und wie Ihre innere Einstellung zur Apotheke ist. Finden Sie für sich selbst heraus, ob Sie zufrieden sind, so wie es momentan ist, oder ob man hier und da doch an einer Schraube drehen sollte. Seien Sie ehrlich! Wenn Sie mit sich im Reinen sind, dann können Sie auch frei und ungezwungen im Team Ihre Rolle einnehmen und bereichernd agieren und die Teamentwicklung unterstützen und maßgeblich zu ihrer Entwicklung beitragen.

5.2 Prioritäten setzen

Teamarbeit bedeutet, dass Hand in Hand zusammen gearbeitet und sich gegenseitig geholfen wird. Auch darf ein Lob an der richtigen Stelle nicht fehlen.

Die Teamarbeit ist von der Teamfähigkeit der einzelnen Teammitglieder abhängig.

An dieser Stelle ist nochmals hervorzuheben, dass die Teamarbeit von der Teamfähigkeit der einzelnen Teammitglieder abhängig ist. Frei nach dem Motto: Wir haben ein gemeinsames Ziel!

Doch wo stehen Sie im Moment? Bei der Standortanalyse ist nicht gemeint, wie die Lage Ihrer Apotheke im Verhältnis zu den vorbeigehenden Kunden ist, sondern vielmehr, wie die Lage Ihrer Kollegen untereinander im Team ist. Lassen sich Strukturen erkennen?

Klopfen Sie die Prioritäten im Team ab.

Stellen Sie eine Liste mit Ihren persönlichen Prioritäten auf. Bewerten und Sie (gemeinsam) die einzelnen Punkte und suchen Sie Alternativen.

Hier einige Beispielfragen für die Priorität »**Umgang der Mitarbeiter**«:

- Gibt es Dinge, die anders laufen sollten?
- Was stört Sie?
- Was finden Sie besonders gut und sollte beibehalten werden?
- Was muss sich auf jeden Fall ändern?

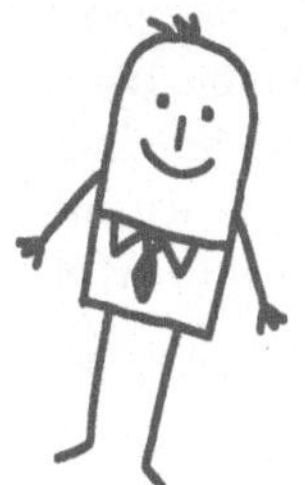

Abb. 5.2 Entscheidungsphase – wo stehe ich im Team?

- Wie sehen Ihre Rahmenbedingungen aus?
- Werden persönliche Präferenzen berücksichtigt?
- Gibt es Konkurrenz im Team?
- Gibt es ein Leistungsgefälle?
- Ist das Klima angespannt oder eher locker?
- Ist die Kommunikation offen und ehrlich?

Weitere Prioritätenlisten könnten Themengebiete wie
- »Umgang mit dem Kunden«,
- »Umgang mit Bestellungen«,
- »Umgang mit Fortbildungen«
- …

abdecken.

Haben Sie einmal damit angefangen, kann sich daraus leicht ein Selbstläufer entwickeln. Es ist hilfreich, hierzu große Plakate im Pausenraum aufzuhängen und jeden so um seine Meinung, Idee oder

Kritik zu bitten. Nach einer Woche kann dann die jeweilige Auswertung als Agendapunkt in einer Teambesprechung behandelt werden.

Neben dieser Art von Standortanalyse trägt dieses Modell auch zur Teamentwicklung bei, da jeder mitmachen kann, in einem Umfang den er selber wählt. Nach und nach entwickelt sich ein Teamgedanke, der später im Teamleitbild eingearbeitet werden kann.

5.3   Aufgabenverteilung

Selbstverständlich kann nicht jeder alles machen. Aber, wer macht was? Heute ist es so, dass jeder Mitarbeiter seinen Arbeitsschwerpunkt hat. Im Team legt man Wert auf eine gerechte und eindeutige Verteilung der Arbeit. Sei es der Aufwand oder die Unterstützung durch Kollegen, die erwartet wird. Manchmal macht es jedoch Sinn, einmal etwas genauer hinzuschauen, wo die Qualifikationen und Qualitäten des einzelnen Kollegen liegen.

Gerade deshalb sollte es eine individuelle Aufgabenverteilung geben. Nicht nur die klassische Aufteilung wie

- Kundenberatung – Apotheker,
- Rezepturen – PTA,
- Ware – PKA.

Nehmen wir das Beispiel Schaufenstergestaltung. Das muss nicht zwingend an einen Schaufenstergestalter in Auftrag gegeben werden. Wissen Sie als Apothekenleiter z.B., ob sich zwischen Ihrem Personal nicht ein wahres Talent der Gestaltung verbirgt? Oder die PKA eine hervorragende Organisatorin und somit prädestiniert für die Vorbereitung und ggf. Durchführung für Endverbraucheraktionen ist?

Bei der Verteilung der Aufgaben soll aktiv gefragt werden, ob jemand besondere Interessen und Vorlieben hat, die er effektiv in die Apotheke mit einbringen kann und möchte. Eigene und gemeinsame Verantwortungsbereiche (»shared accountability«) können verteilt werden und die eigene Persönlichkeit soll gefordert werden (Ausweitung der Komfortzone). Nicht nur durch Teamgefühl und erweiterte Aufgaben, auch durch stärker gestreute Verantwortungsbereiche und somit mehr Verbundenheit und Engagement, steigt die Motivation von selbst, ohne dass explizit daran gearbeitet oder darauf aufmerksam gemacht werden muss. Das alles führt zu einem »Sich-gut-fühlen-im-Team«, was auch auf den Kunden abstrahlt. Es stellt sich die Frage, wer diese »Sondereinsätze« koordiniert. Hierfür ist es sinnvoll einen Teamleiter zu wählen.

5.4   Teamleiter

Einen Teamleiter zu ernennen oder demokratisch zu wählen, hat den Vorteil, dass bestimmte Aufgabenbereiche strukturierter verteilt und durchgeführt werden können.

Der Teamleiter ist nicht zwingend der Apothekeninhaber, sondern eine Person aus dem Kreise der Kollegen, dem Vertrauen, Organisationstalent und kommunikative Fähigkeiten für beispielsweise Schlichtungsgespräche zugetraut werden.

Gemeinsam mit der Erstellung eines Teamleitbildes ist es ein idealer Zeitpunkt, hier den Teamleiter zu wählen, um dem Team von Anfang an die Möglichkeit zu geben, an Struktur zu gewinnen.

Wie lange er sein »Amt« ausführt, ist Sache der Absprache. Es zeigt sich manchmal, dass Personen, die sich für die Wahl des Teamleiters aufstellen lassen, doch nicht die benötigten Eigenschaften besitzen. Dann sollte schnellstmöglich eine Neuwahl stattfinden. Allerdings ist davor abzuraten, alle vier Wochen einen neuen Teamleiter zu wählen. Idealerweise gibt es jedes Jahr eine Neuwahl, wobei eine Wiederwahl durchaus sinnvoll und möglich ist.

Seien Sie im Team zu Anfang verständnisvoll, wenn es um die Einarbeitung und Struktur geht. Geben Sie Ihrem Kollegen die Möglichkeit, sich in das übernommene Amt einzuarbeiten. Dass das am Anfang meist nicht immer glatt verläuft, ist klar. Zu viele Punkte sind zu berücksichtigen. Also seien Sie im Team etwas nachsichtig, in den ersten Wochen!

Worauf ist zu achten? Wichtig sind seine Aufgaben und die engagierte und zeitnahe Umsetzung. Der Teamleiter muss Ziele konkretisieren, Aufgaben koordinieren, Treffen strukturieren und Konflikte thematisieren können (■ Abb. 5.3).

In seinen Aufgabenbereich fallen Themen wie

- Urlaubsplanung,
- Pausenplanung,
- Einteilung von Aktionstagen und Endverbraucheraktionen,
- verschiedene Arbeitsprozesse und Leistungen,
- Qualitätsmanagement,
- Evaluation von Ereignissen und Ergebnissen
- usw.

Grundlage hierbei ist die Gestaltung eines positiven Arbeitsklimas durch Kommunikation. Folglich müssen Verhaltensstile identifiziert und Reaktionsstrategien für einzelne Teammitglieder entwickelt werden. Analysefähigkeit, Anpassung und Vertrauen sowie Strategien zur Überzeugung sind Qualifikationen des Teamleiters. Ein sehr breites Aufgabenfeld.

Sicherlich funktioniert nicht alles beim ersten Mal. Immer wieder kommen kleine Details auf, die das Puzzle ergänzen. Erstellen Sie einen Plan, feilen, verändern und modellieren Sie ihn. Der Umgang mit seinen Mitmenschen ist nicht statisch, sondern er lebt von Veränderung. Beginnen Sie den Austausch, stellen Sie Fragen, reagieren Sie auf Aktionen (Aktion – Reaktion), schaffen Sie Verbindlichkeit durch Verständnis und Übereinstimmungen. Treffen Sie Entscheidungen und motivieren Sie Ihr Gegenüber.

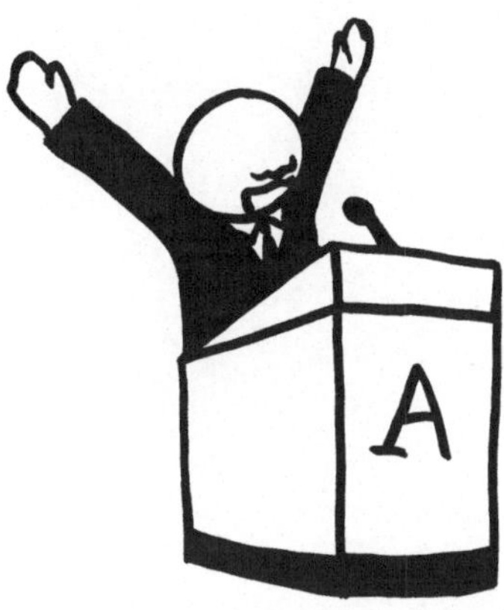

■ Abb. 5.3 Teamleiter – koordiniert und strukturiert

Ein Teamleiter ist eine Person aus dem Kollegenkreis, eine Vertrauensperson, die organisatorische wie kommunikative Fähigkeiten mitbringt.

Der Teamleiter motiviert und fordert das Team, unterstützt aber auch aktiv bei der Lösung von Konflikten.

Aber Achtung: ein (weiterer) Antreiber oder Befehlsgeber wird nicht gebraucht. Der Teamleiter ist eine Führungskraft ohne Vorgesetztenfunktion. So kann der Teamleiter z.B. jedes Jahr vom Team neu gewählt werden. Ob es sich bei ihm um einen approbierten Apotheker oder eine PTA handelt, ist aus Teambildungsgesichtspunkten unerheblich. Die Person sollte jedoch für einen kooperativen Arbeitsstil stehen und intervenierend (s. Kasten) eingreifen können. Der Teamleiter soll die Meinung des Teams nach außen vertreten sowie Ansprechpartner für alle Seiten sein.

Teamleiter
- Akzeptabler Umgang mit den Kollegen, u.a. auch die Verbesserung interpersonaler Beziehungen, z.B. mittels methodischer Unterstützung und individuellem Leistungsfeedback
- Bewusstmachung und Abbau von Spannungen und Intragruppenkonflikten
- Präsentation von Problemstellungen und Initiierung von Konfliktlösungen
- Schaffung eines kreatives Arbeitsklimas und zielgerichtetes Projektverständnis sowie das Gesamtziel
- zielbezogenes Zurückführen auf die Aufgabenstellung
- Aufgabenstrukturierung und Koordination von Aktivitäten
- Informations- und Materialbeschaffung
- Teammeetings / Audits planen und leiten
- Einhaltung von Zeitplänen und Zusammenfassung von Zwischenergebnissen

5.5 Rollenverteilung im Team

Auch wenn nun ein Teamleiter gewählt ist und bestimmte Funktionen übernommen hat, bedeutet das dennoch, dass sich alle anderen Teammitglieder ebenfalls einer bestimmten Rolle gegenüber sehen. Der eine ist Koordinator oder Teamleiter, der andere Macher, Umsetzer oder Perfektionist, andere sind Erfinder, bereiten den Weg für andere, beobachten oder sind einfach Mitspieler im Team.

Der Engländer Dr. Meredith Belbin untersuchte schon in den 70er Jahren die Auswirkung der Teamzusammensetzung aus verschiedenen Persönlichkeitstypen auf die Teamleistung. Nach Belbin arbeiten Teams dann effektiv, wenn sie aus einer Vielzahl unterschiedlicher Persönlichkeiten und Rollentypen bestehen. Unterteilt werden können diese noch in drei Hauptorientierungen:

1. handlungsorientierte Rollen (hR)
2. kommunikationsorientierte Rollen (kR)
3. wissensorientierte Rollen (wR)

- **Teamrollen im Überblick**

1. Der **Erfinder** bringt neue Ideen ein. Er weist unorthodoxes Denken auf und kann dabei gedankenverloren erscheinen. (wR)
2. Der **Wegbereiter** entwickelt hauptsächlich Kontakte. Seine Stärken liegen in seiner Extrovertiertheit und seiner Kommunikation. Manchmal scheint er zu optimistisch. (kR)
3. Der **Koordinator** fördert und führt zu Entscheidungsprozessen. Sein Auftreten ist vertrauensvoll und selbstsicher. Er kann als manipulierend empfunden werden, wenn er seine Idealvorstellungen anstrebt. (kR)
4. Der **Macher** weist Mut auf, um Hindernisse zu überwinden. Er arbeitet dynamisch und dabei gut, auch unter Druck. Seine Schwäche kann Ungeduld sein. (hR)
5. Der **Beobachter** untersucht und analysiert Ideen und Vorschläge auf Umsetzbarkeit. Er arbeitet strategisch und kritisch. Manchmal fehlt ihm die eigene Inspiration. (wR)
6. Der **Teamarbeiter** verbessert die interne Kommunikation und baut so Reibungspunkte unter den Mitarbeitern ab. Er ist kooperativ und in hohem Maße diplomatisch. In kritischen Situationen neigt er zu Unentschlossenheit. (kR)
7. Der **Umsetzer** setzt vorgegebene Pläne/ Anweisungen in die Praxis um. Dabei arbeitet er diszipliniert, verlässlich und effektiv. (hR)
8. Der **Perfektionist** strebt optimale Ergebnisse an. Er arbeitet gewissenhaft und ist stets pünktlich. Delegation bestimmter Aufgaben fällt ihm schwer. (hR)

Die Charaktereigenschaften des Mitarbeiters spiegeln sich immer wieder in der von ihm besetzten Rolle. Aber Vorsicht: Gerne erhält eine Person den Stempel einer bestimmten Rolle und steckt dann in dieser Position fest, obwohl noch viel mehr Ressourcen in ihm stecken.

Nach DiSC werden beispielsweise die Stärken einer Person durch individuell auszufüllende Fragebogen geklärt und demnach gestärkt. Somit wird die Bereitschaft und Motivation des einzelnen erhöht. Dies sollte man sich in seinem Team zu Nutze machen und beobachten, ob alle acht oben genannten Rollen im Team besetzt sind. Es ist nicht zwingend, dass ein Team aus acht Personen besteht, doch sollten die Rollen an sich (ein Mitarbeiter kann auch zwei Rollen besetzen) verteilt sein, um ein gutes Team zu formen. Bei einer Doppelbelegung mancher Rollen kann sich eine explosive Zusammenarbeit ergeben, die früher oder später knallt. Deshalb hier der Hinweis: Arbeiten Sie gemeinsam und aufmerksam. Sprechen Sie Unruhefelder an, sobald diese bemerkt werden, um einer (unnötigen) Explosion vorzubeugen.

5.6   Teambesprechungen – Audits

Ein roter Faden für die ersten Teambesprechungen/ Teamaudits

In diesem Kapitel befassen wir uns mit der Durchführung und Planung von internen Meetings. Um eine Struktur zu planen und zu organisieren, müssen die Rahmenbedingungen geklärt und die Aufgaben verteilt werden.

Anbei zeigen wir Ihnen eine Struktur für die ersten fünf Audits auf. Diese sollen Ihnen in zeitlicher, als auch in inhaltlicher Weise ein roter Faden sein.

5.6.1   Erste Teambesprechung

Leitung: Apothekenleiter

»Zusammen« oder »gemeinsam« sind die Schlüsselworte, um ein dauerhaft effektiv und gut arbeitendes Team zu entwickeln. Mit Hilfe des Fragebogens nach Blanchard (▶ Kap. 4) und Ihrem eigenen Sachverstand können Sie schon selbst einschätzen, wie weit Sie von einem Team entfernt sind.

- Wenn Sie ein Team stärken möchten, dann teilen Sie den Fragebogen an jeden Mitarbeiter aus. Dieser kann dann (anonym) ausgefüllt werden.
- Erstellen Sie gemeinsam Ihr Teamleitbild, schreiben dieses auf und hängen es gut sichtbar an einen Platz, den Sie alle häufig passieren.
- Erstellen Sie einen Ordner, zu dem jeder Mitarbeiter freien Zugang hat und sich über den Stand der Teambesprechungen informieren kann.

Um es langsam anzugehen und sich mit dem Gedanken anzufreunden und die Mitarbeiter nicht zu überfordern, sollte dies für das erste Teamgespräch genug sein.

Kündigen Sie an, dass beim nächsten Treffen ein Teamleiter gewählt wird, der die Interessen des Teams nach außen vertritt, sich um die Belange der Gruppe kümmert und welche weiteren sozialen Funktionen damit verbunden sind. Das nächste Treffen wird ca. 45 min in Anspruch nehmen.

Als kleine Aufgabe für das nächste Treffen: Fragen Sie, wen jeder einzelne zum Teamleiter wählen würde, unabhängig von seiner Anstellung, und was die Worte »zusammenkommen, zusammenbleiben und zusammenarbeiten« für denjenigen jeweils bedeuten.

5.6.2   Zweite Teambesprechung (3-5 Tage später)

Leitung: Apothekenleiter

Zeitrahmen: 45 min
- Vorstellung der Agenda, Protokollführer ernennen

- Frage an alle: wollen wir alle in einem Boot sitzen? Wie fühlen sich die Mitarbeiter?
  Wäre ein Teamaufbau eine große Umstrukturierung? Wo sind Ängste und Bedenken? Wo gibt es Wünsche und Anforderungen? (15 min)
  Ergebnismitteilung der Fragebogen
- Brainstorming der Begrifflichkeiten und deren Bedeutung (Aufgabe der ersten Teambesprechung) (20 min)
- Clustern (zuordnen) der Begriffe zu den Oberbegriffen (zusammenkommen, -bleiben, -arbeiten) (5 min)
- Wahl des Teamleiters (5 min)
- Aufgabe für das nächste Treffen: Unter welchen Bedingungen können wir effektiv zusammenarbeiten?

5.6.3 Dritte Teambesprechung (1 Woche später)

Leitung: Teamleiter
  Zeitrahmen: 45 min
- Vorstellung der Agenda, Protokollführer ernennen
- kurze Zusammenfassung/Wiederholung des zweiten Treffens (10 min) auf wichtige Punkte nochmals eingehen, Zusammenfassung für jedes Teammitglied austeilen
- Regeln der Zusammenarbeit gemeinsam erarbeiten (Aufgabe der zweiten Teambesprechung) (35 min)
- Aufgabe für das nächste Treffen: Wer soll welche Aufgaben übernehmen?

5.6.4 Vierte Teambesprechung (1 Woche später)

Leitung: Teamleiter
  Zeitrahmen: 45 min
- Vorstellung der Agenda, Protokollführer ernennen
- kurze Zusammenfassung/ Wiederholung des dritten Treffens (5 min)
- Wer soll welche Aufgaben übernehmen? Ist auch eine Rotation möglich? Wenn ja, wo? (25 min)
- Wo sehen die Mitglieder Problemfelder? Und evtl. Lösungsansätze? (15 min)
- Aufgabe für das nächste Treffen: Was sind »to do« Punkte und wer soll sie erledigen?

5.6.5 Fünfte Teambesprechung (1 Woche später)

Leitung: Teamleiter
  Zeitrahmen: 45 min

Bringen Sie einen regelmäßigen Rhythmus in die Teamaudits, an denen möglichst immer alle Mitarbeiter anwesend sind.

Merkzettel

Ich im Team
- Seien Sie ruhig kritisch - aber nicht zu streng!
- Finden Sie heraus, was und wie Ihre innere Einstellung zur Apotheke ist.
- Seien Sie ehrlich!

Prioritäten setzen
- Teamarbeit bedeutet, dass Hand in Hand zusammen gearbeitet und sich gegenseitig geholfen wird.
- Die Teamarbeit ist von der Teamfähigkeit der einzelnen Teammitglieder abhängig.
- Gibt es Dinge, die anders laufen sollten?

Aufgabenverteilung
- Im Team legt man Wert auf eine gerechte Verteilung der Arbeit.
- Bei der Verteilung der Aufgaben soll aktiv gefragt werden, ob jemand besondere Interessen und Vorlieben hat.
- Eigene und gemeinsame Verantwortungsbereiche können verteilt werden und die eigene Persönlichkeit soll gefordert werden.

Teamleiter
- Einen Teamleiter zu ernennen oder demokratisch zu wählen, hat den Vorteil, dass bestimmte Aufgabenbereiche strukturierter verteilt und durchgeführt werden können.
- Der Teamleiter ist nicht zwingend der Apothekeninhaber, sondern eine Person aus dem Kreise der Kollegen, dem Vertrauen, Organisationstalent und kommunikative Fähigkeiten zugetraut werden.
- Der Teamleiter muss Ziele konkretisieren, Aufgaben koordinieren, Treffen strukturieren und Konflikte thematisieren können.

Rollenverteilung im Team
- Die Charaktereigenschaften des Mitarbeiters spiegeln sich immer wider in der von ihm besetzen Rolle.
- Bei einer Doppelbelegung mancher Rollen kann sich eine explosive Zusammenarbeit ergeben.
- Sprechen Sie Unruhefelder an, sobald diese bemerkt werden.

Teambesprechungen/ Audits
- Um eine Struktur zu planen und zu organisieren, müssen die Rahmenbedingungen geklärt und die Aufgaben verteilt werden.
- Zusammen oder gemeinsam sind die Schlüsselworte, um ein dauerhaft effektiv und gut arbeitendes Team zu entwickeln.
- Die Besprechungen können auch mit Audits im Rahmen der ISO-Zertifizierung durchgeführt werden. Alles kann so arrangiert werden, wie Sie es möchten!

Stellen Sie Ihre eigenen Bemerkungen zusammen (◘ Abb. 5.4).

- Vorstellung der Agenda, Protokollführer ernennen
- kurze Zusammenfassung/Wiederholung des vierten Treffens (5 min)
- Sammeln der »to do« Punkte und erstellen eines Aufgabenkalenders (wer, wann, mit wem, womit,..) (35 min)
- Gibt es Anmerkungen im Ablauf? Verbesserungsvorschläge? Ideen? Kritik?
- Aufgabe für das nächste Treffen in 1, 2, 3 oder 4 Wochen.

Wunderbar. In nur einem Monat haben Sie gemeinsam mit Ihrem Team den Grundstein gelegt und eine Struktur geschaffen, an der alle Mitglieder beteiligt sind und Mitspracherecht zu gleichen Teilen haben. Wichtige Aufgaben wurden im Team delegiert und eine große Menge Engagement und Motivation frei gesetzt.

Führen Sie Ihre Teambesprechungen weiter. Je nach anstehenden Aufgaben, Aktionen, saisonbedingten Aufkommen können Sie die Besprechungen alle zwei oder vier Wochen durchführen. Wichtig ist, dass das Bewusstsein für ein interaktives Miteinander besteht. Dass jeder jederzeit eine Änderung anregen kann, die in der Agenda aufgenommen und besprochen werden kann. Die Besprechungen können auch mit Audits im Rahmen der ISO-Zertifizierung durchgeführt werden. Alles kann so arrangiert werden, wie Sie es möchten!

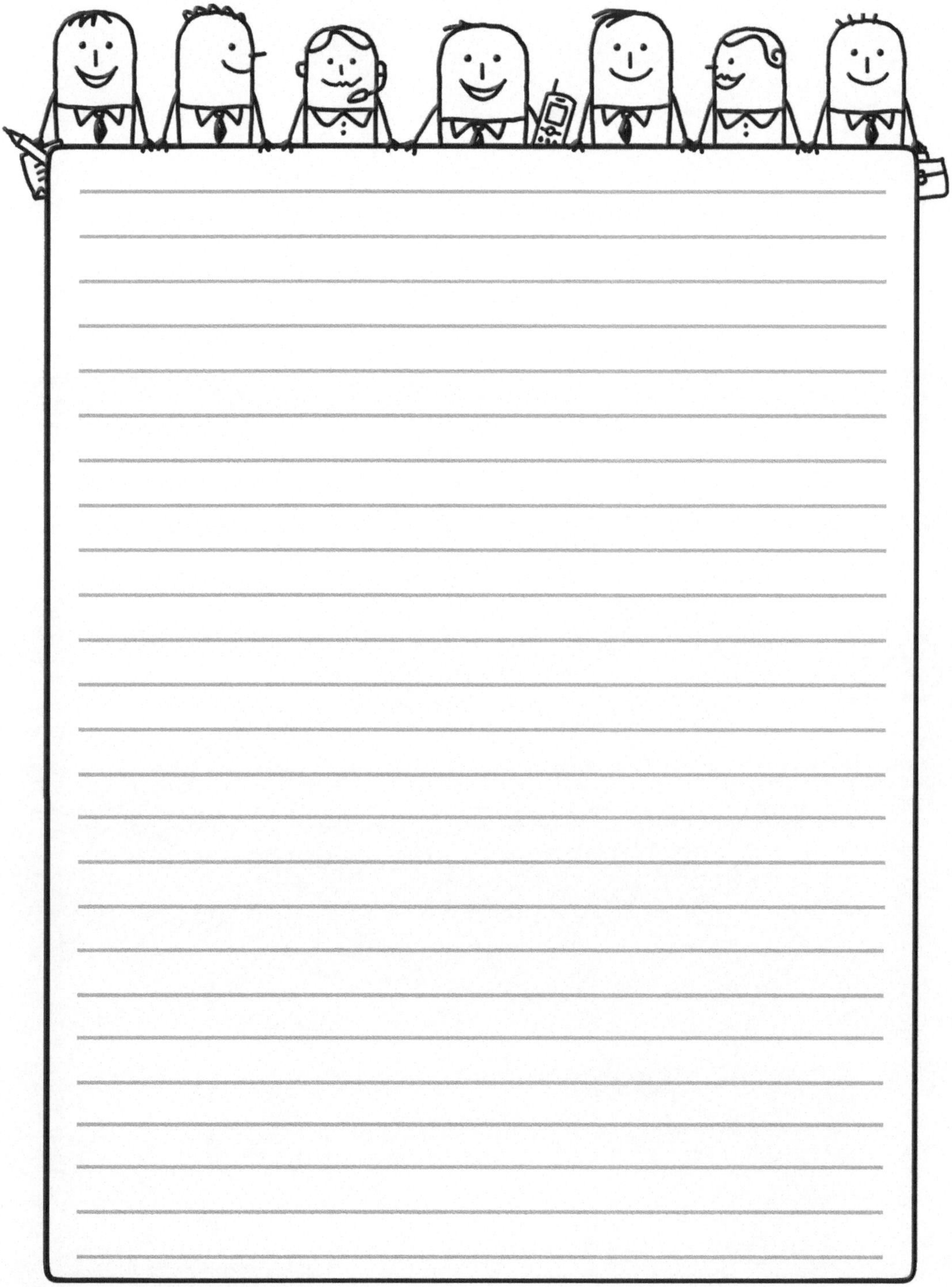

■ **Abb. 5.4** Eigene Bemerkungen

Arbeiten im Team

6.1   Teamarbeit

Teamarbeit bedeutet, dass sich jeder mit seinen persönlichen Eigenschaften, Qualifikationen und Leistungsbereitschaft in eine Gemeinschaft integriert und so effektiv wie möglich arbeitet.

Der Apothekeninhaber kann theoretisch fast alle Aufgaben an einen guten Teamleiter delegieren. Somit kann sich der Apothekeninhaber auf wirtschaftliche Schwerpunkte (z.B. Management, Lieferanten) konzentrieren und dennoch Teil seines Teams sein, welches kompetent und effektiv agiert.

Vorab vereinbarte Regeln erleichtern den Arbeitsalltag.

Vereinbarte Regeln Um eine Grundlage für die gemeinsame Arbeit zu schaffen, ist es sinnvoll, zu Anfang allgemein gültige und mit allen Mitgliedern vereinbarte Regeln aufzustellen. Aufgabe des Teamleiters ist es, diese Regeln aufrecht zu erhalten, regelmäßig zu überprüfen und deren Einhaltung zu kontrollieren. Er erinnert an Verhaltensregeln zum Schutz der einzelnen Teammitglieder. Ferner soll er »Außenseitermeinungen« einfordern und direkt nachfragen, wenn Sitzungen zu »glatt« laufen. Dabei besteht die Schwierigkeit, sich selbst heraus zu nehmen und seine eigene Meinung weitestgehend zurück zu halten.

6.2   Teamentwicklung

10 grundlegende Punkte für ein gutes Arbeiten im Team.

Bei der Team- und Gruppenweiterentwicklung sowie der Teamdiagnose nennt Berthold Schwark, promovierter Diplom-Philosoph, klare Ziele und Fairness als Grundpfeiler für das Gelingen eines Teams. Wir führen diese Liste auf, weil wir mit den Inhalten übereinstimmen und sie eine gute Zusammenfassung der wichtigsten Punkte für eine gute Teamfähigkeit darstellt.

Abb. 6.1 Arbeiten im Team

> **Folgende 10 Punkte sind elementar für das Gelingen eines Teams:**
> 1. **Planung.** Ein Team muss seinen Gestaltungsspielraum kennen: Wer hat welche Entscheidungsbefugnisse?
> 2. **Ziele.** Eine eindeutige Orientierung, welches Ereignis am Ende stehen soll, gehört zu den entscheidenden Erfolgsfaktoren. Die Zielsetzungen müssen klar und realistisch sein.
> 3. **Information.** Gute Teamleiter verhindern, dass sich Einzelne mit Insiderwissen profilieren und brechen Informationsmonopole.
> 4. **Teamgeist.** Fairness und die Überwindung von Egoismen sollten das Verhalten prägen. Das muss allen klar sein.
> 5. **Konsequenz.** Spielregeln in puncto Präsenz und Pünktlichkeit erleichtern die Kooperation. Jeder muss sich daran halten.

6. **Kritikfähigkeit.** Gute Mitarbeiter sind nicht bequem. Teamleiter müssen mit Widerspruch umgehen können.
7. **Selbstdisziplin. Fairplay und Offenheit** gelten für alle. Daran sollte sich auch der Leiter messen lassen.
8. **Kontrolle.** Teams müssen wissen, wo sie stehen. Zwischenziele und die Kontrolle, ob sie erreicht sind haben sich als sinnvoll herausgestellt.
9. **Anstöße.** Teamleader sind keine Moderatoren. Von ihnen werden eigene Ideen erwartet. Selbst die besten Experten haben Impulse nötig.
10. **Feste.** Teams brauchen Anerkennung auf dem Weg zum Ziel. Feiern Sie Zwischenerfolge - und am Ende ein großes Fest.

(Mit freundlicher Genehmigung zum Abdruck, Dr. Berthold Schwark, PTA Praxis für teamorientierte Arbeitsgestaltung GmbH)

6.3　Teamfähigkeit und Teamunfähigkeit

6.3.1　Teamfähigkeit

Damit die Teamfähigkeit überhaupt ermöglicht wird, sind Bedingungen an das Team gestellt. Zum einen muss eine effiziente Teamzusammenstellung gewährleistet sein, sowie das Bewusstsein geschaffen werden, dass beim Teamentwicklungsprozess bestimmte Phasen (▶ Abschn. 6.4) zu durchlaufen sind. Die erbrachte Leistung eines Teams, muss sich durch so genannte Synergieeffekte entscheidend von der Arbeit versus der Einzelarbeit unterscheiden.

Teamfähigkeit zeichnet sich u.a. dadurch aus, dass in der Gruppe oder einzeln Feedback gegeben und auch angenommen werden kann, dass daraus resultierend Veränderungen angestrebt und umgesetzt werden. Um diesen Idealfall zu realisieren, benötigt man ein gutes Klima und das Wissen, wofür man etwas macht.

> **In einem wirklich guten Team multiplizieren sich die Einzelpotentiale von Lern- und Verantwortungsbereitschaft sowie Flexibilität und Veränderung.**

6.3.2　Teamunfähigkeit

Was macht aber nun bei Teamunfähigkeit? Warum gibt es trotz hochkarätigen Besetzungen dennoch immer wieder erfolglose Teams?

Egal wie viele Chefs, Führungskräfte, Teamleiter oder Teammitglieder man befragt – man bekommt ebenso viele Antworten. Erklärungen werden dann gesucht

- in einer falschen oder ungenauen Zielsetzung,
- in starken Unterschieden der Teammitglieder und deren Wissensstand oder
- in den fehlenden/mangelhaften Rahmenbedingungen.

> **Team – Toll, ein Anderer macht's!**

Wenn man genau hinschaut, beginnt hier schon der Vorwurf, ein anderer hätte oder hätte nicht.

Gruppendynamische Tendenzen Gruppendynamische Tendenzen, die sich negativ auswirken, sind Zeichen einer Teamunfähigkeit und im Team Realität. Trotz eines ausgewogen besetzten Teams kann es immer wieder zu Spannungen, Störungen oder Problemen im Team kommen – keine Angst, das ist ein normaler Vorgang. Eingreifen sollte man erst dann, wenn die Tendenzen stärker werden und die Qualität und Quantität der Ergebnisse darunter leidet.

Typische Merkmale von Teamunfähigkeit sind z.B. auch die Unfähigkeit:

- zu einem »Wir«-Bewusstsein
- Konkurrenzdenken und -verhalten abzubauen
- sich an den Prozessen der Urteils- und Willensbildung zu beteiligen
- durch eigene Vorschläge zu einer Lösung beizutragen

Versuchen Sie von außen auf Ihr Team zu blicken und gruppendynamische Richtungen zu erkennen. Sitzen immer die PKAs zusammen? Oder die Apotheker? Gibt es Mitarbeiter, die still und zuverlässig ihre Arbeit verrichten, aber sich schwer tun, sich in die Gruppe zu integrieren?

Suchen Sie diese Gruppen auf, »piksen Sie einmal hinein« und schauen Sie, was dann passiert! Wie reagieren die Personen? Zeigen Sie eine abwehrende Haltung oder stimmen Sie Ihnen zu, dass hier Handlungs- bzw. Klärungsbedarf besteht? Helfen Sie ihrem Kollegen, sich zu beteiligen, um das Team zu bereichern und um das Ziel effektiver zu erreichen. Im schlimmsten Fall fühlt sich ein Mitarbeiter dieser offenen Situation nicht gewachsen – und das Arbeitsverhältnis wird beendet. Ein Gewinn für Ihr Team?

6.4   Teamdynamik/Teamprozesse

Unter Teamdynamik versteht man eine neue produktive Variante der Gruppendynamik. Mittels des teamdynamischen Ansatzes wird auf den Bedarf an neuen, effektvollen Interaktions- und Vermittlungsformen reagiert. Der Mensch steht hierbei im Mittelpunkt und braucht neben Ordnung und Bindung auch den Ausgleich von Geben und Nehmen. Diese Prinzipien brauchen besondere Aufmerksamkeit, Zeit und Raum, um sich positiv zu entfalten. Teamdynamik kann helfen, dass Einzelne eine Gemeinschaft werden und sich nicht nur sachlich, sondern auch menschlich näher kommen.

Teamprozesse lassen sich in 4 Phasen unterteilen: Forming, Storming, Norming und Performing.

Damit so eine Dynamik überhaupt möglich ist, muss man Teamprozesse verstehen. Es hat sich gezeigt, dass ein Team von Beginn der Strukturierung bis zum endgültigen Team stets vier Phasen durchläuft. Die Teamphase beginnt nach der Wahl des Teamleiters. Nun stehen sich die Mitglieder einer möglichen neuen Konstellation gegenüber und durchlaufen automatisch Phase 1–4.

- **Phase 1 = Forming**

In dieser Phase sind alle Teammitglieder vorsichtig dem Neuen gegenüber und gespannt, was da kommen mag. Eine unpersönliche, aber höfliche Einbringung und Mitteilung der eigenen Gedanken und Meinung findet statt und es kommt zum Austausch. Die Fragen, wo mein Platz in der Gruppe ist und was von mir erwartet wird, stehen im Vordergrund. Eine Kombination aus mäßigem Arbeitseifer bei hohen Erwartungen. Es entwickelt sich das Bedürfnis, sich in die Gruppe einzugliedern und sich seinen Platz, seine Rolle zu suchen.

- **Phase 2 = Storming**

Ähnlich dem Brainstorming kommen hier alle möglichen Meinungen auf den Tisch, in denen Interessens- und Meinungsverschiedenheiten deutlich werden. Kritisch in dieser Phase ist die Erkenntnis, dass das Neue nun nicht mehr neu ist, Schwachstellen zu Tage treten und Unzulänglichkeiten offenbar werden. Hier spiegeln sich negative Gefühle gegenüber dem Teamleiter und den Kollegen wieder, Streit um die Aufgaben und Ziele, enttäuschte Erwartungen werden laut. Unterschwellige Konflikte können in dieser Phase sehr deutlich auftreten und es kristallisieren sich Machtpositionen heraus.

- **Phase 3 – Norming**

Die Konflikte aus Phase 2 sind ausdiskutiert und ein Konsens gefunden worden. Nun kann die eigentliche Entwicklung des Teamgeistes beginnen. Besonders bei Erfolgen und Fortschritten in der neuen Konstellation wird dies bekräftigt. Die Motivation und Identifikationen mit den neuen Tätigkeitsfeldern steigen. Durch Akzeptanz in dieser Organisationsphase kann nun das gemeinsame Regelwerk festgelegt werden. Die Mitglieder entwickeln neue Umgangsformen untereinander und Konflikte (offen und verborgene) werden abgebaut. Die Zufriedenheit der einzelnen Mitglieder steigt an, ebenfalls das Vertrauen, die Hilfsbereitschaft und der Respekt untereinander.

- **Phase 4 – Performing**

Hier beginnt die Arbeitsphase. Persönliche Rollen sind flexibel und funktional festgelegt und das wichtigste: die Kollegen werden nun nahezu reibungslos zusammenarbeiten. Positiv unterstützt wird diese Phase durch das Einbringen von Ideen und die Motivation, im Team dabei sein zu dürfen, der Stolz auf gemeinsam gelöste Arbeiten und das dadurch entstandene hohe Leistungsniveau.

Ein reibungsarmes Zusammenarbeiten ist vor allem dann möglich, wenn zuvor eine klare Aufgabenverteilung stattgefunden hat. Hierbei sollten die Interessen und Vorlieben der einzelnen Mitglieder berücksichtigt werden.

Merkzettel

Teamarbeit

- Teamarbeit bedeutet, dass sich jeder mit seinen persönlichen Eigenschaften, Qualifikationen und Leistungsbereitschaft in eine Gemeinschaft integriert und so effektiv wie möglich arbeitet.
- Um eine Grundlage für die gemeinsame Arbeit zu schaffen, ist es sinnvoll, zu Anfang allgemein gültige und mit allen Mitgliedern vereinbarte Regeln aufzustellen.

Teamentwicklung

- Klare Ziele und Fairness gelten als Grundpfeiler für das Gelingen von Teams

Teamfähigkeit/ Teamunfähigkeit

- Die erbrachte Leistung eines Teams muss sich durch so genannte Synergieeffekte entscheidend von der Arbeit versus der Einzelarbeit unterscheiden.
- In einem wirklich guten Team multiplizieren sich die Einzelpotentiale von Lern- und Verantwortungsbereitschaft sowie Flexibilität und Veränderung.
- Gruppendynamische Tendenzen, die sich negativ auswirken, sind Zeichen einer Teamunfähigkeit und im Team Realität.

Teamdynamik/ Teamprozesse

- Der Mensch steht bei der Teamdynamik im Mittelpunkt und braucht neben Ordnung und Bindung auch den Ausgleich von Geben und Nehmen.
- Die Teamphase beginnt nach der Wahl des Teamleiters.
- Ein reibungsarmes Zusammenarbeiten ist vor allem dann möglich, wenn zuvor eine klare Aufgabenverteilung stattgefunden hat.

Stellen Sie sich Ihre eigenen Bemerkungen zusammen (◘ Abb. 6.2).

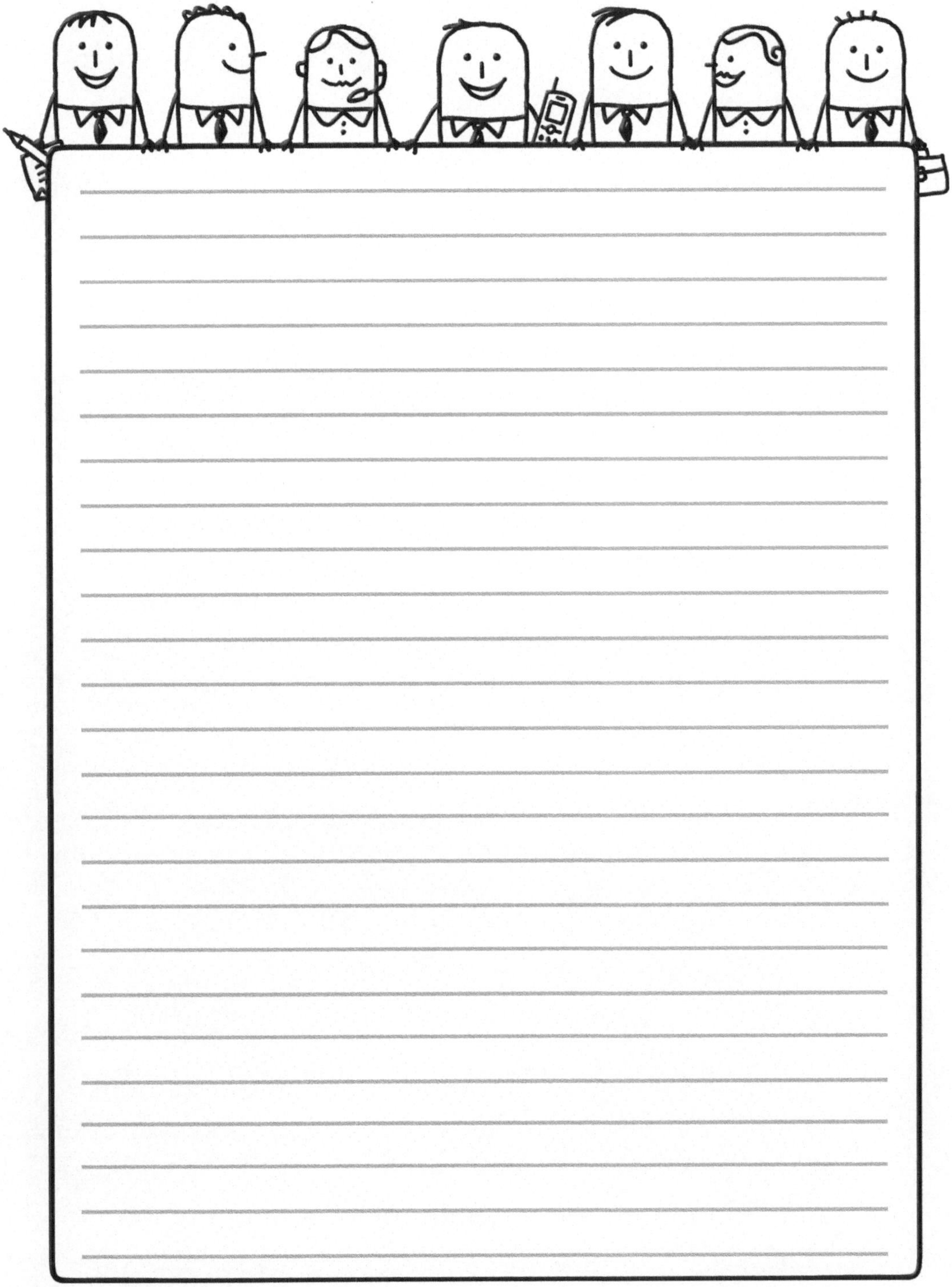

Abb. 6.2 Eigene Bemerkungen

Mobbing

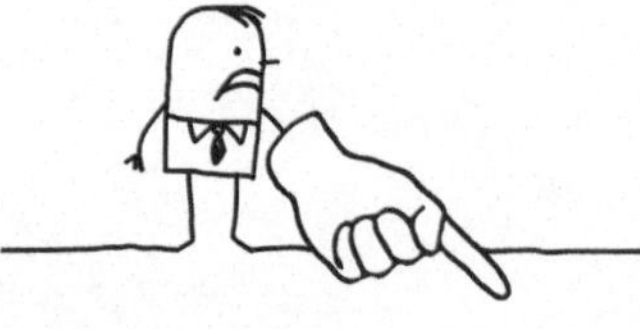

7.1   Einleitung

Mobbing als Begriff wie wir ihn heute verstehen wurde durch den Arzt und Psychologen Heinz Leymann Ende der siebziger Jahre erforscht (Abb. 7.1). Seine Forschungen betrafen die direkten und indirekten Angriffe in der Arbeitswelt.

In der heutigen Arbeitswelt kann sich ein **direkter Angriff** zum Beispiel so äußern, dass der Kollege daran gehindert wird, sich mitzuteilen und sich in den Apothekenalltag einzubringen. Dies kann der Fall sein, wenn die betroffene Person in Gesprächen (mit dem Kunden) ständig unterbrochen wird, die Vorschläge zu internen Abläufen als abwegig und unnütz dargestellt werden oder die Arbeitsweise ständig kritisiert wird. Ähnlich häufig treten gezielte Sticheleien und Hänseleien am Arbeitsplatz auf.

Indirektes Mobbing verläuft um einiges subtiler, so dass Dritte erst einmal gar nichts von dem Mobbing mitbekommen. So können z.B. Arbeitsaufträge falsch weiter gegeben werden, damit das Opfer vor dem Chef schlecht da steht. Da können auf einmal Schlüssel nicht mehr gefunden werden oder anzufertigende Rezepturen auf dem falschen Rezeptstapel landen – nicht in der Rezeptur, sondern bei den Bestellungen – bis dann der Kunde kommt und seine Salbe abholen möchte, die natürlich nicht hergestellt wurde. Oder es werden allgemein wichtige Informationen zurückgehalten, die nicht nur dem Opfer schaden können.

Auch schlichte Antipathie oder das Vertuschen eigener Fehler führen dazu, dass Kollegen gemobbt werden. In Apotheken gehören die meisten Mobbingopfer zu den unteren Hierarchievertretern, also Auszubildende oder PKAs.

Direkte Angriffe beziehen sich also auf verbale Äußerungen und indirekte Angriffe auf subtile Möglichkeiten, den Kollegen zu mobben.

Umgangssprachlich bezieht sich Mobbing auf ein Verhaltensmuster, das sich beständig wiederholt. Egal ob verbal oder nonverbal, ist es stets mit negativen Handlungen gekoppelt, die meist im Zusammenhang mit ungleichen Machtverhältnissen stehen.

Hierdurch erschließt sich, dass Mobbing unter normalen Kollegen, die »nur« einen gemeinsamen Arbeitsplatz teilen, eher ein Thema ist als in Apotheken, in denen wir echte Teams vorfinden.

Was aber tun, wenn ein Mitglied deutlich gemobbt wird? Welche Strategien gibt es, um die Situation zu entspannen und das Arbeiten wieder attraktiv zu machen? Mobbing kann den Betroffenen krank machen und neben den persönlichen Belastungen sind die Kosten, die durch Krankheit, Unkonzentriertheit oder Fehler entstehen, nicht von der Hand zu weisen.

Mobbing tritt vor allem in Apotheken mit starker Hierarchisierung auf – wenn sich ein Mitarbeiter »über« einen anderen stellt.

7.2 Wie handelt man bei Mobbing?

Zuerst einmal gilt, hin- und nicht wegschauen! Jeder kann etwas gegen Mobbing unternehmen. Der Betroffene selbst, aber auch die Kollegen, der Teamleiter und der Chef. Zum einen lässt sich vorbeugen und zum anderen intervenieren, wenn schon gemobbt wird.

Damit ungelöste Konflikte keine Mobbingattacken nach sich ziehen, die Krankheit, Ausfälle, verbale Beleidigungen oder anderweitige Beschwerden zur Folge haben, schlimmstenfalls durch Einbeziehung der Kunden, die das Geschehnis mit verfolgen müssen, gibt es vorbeugende Maßnahmen, wie z.B.

- offene Kommunikation, z.B. in Audits oder Einzelgesprächen
- Transparenz in den Arbeitsvorgängen
- Klare Kompetenz- und Aufgabenverteilung
- Maßnahmen zur Steigerung der Eigenverantwortlichkeit
- Teamarbeit zur Verbesserung der Kommunikation
- Sensibilisierung der Mitarbeiter

Die Strukturen müssen klar verteilt sein, so dass eine organisatorische Maßnahme wie Beurlaubung oder gar Kündigung entfallen kann. Opfer, Täter und das Umfeld sollen im Kontext zueinander betrachtet und auffallende Mobbingaktionen direkt angesprochen werden. Das ist nicht einfach und erfordert von allen Beteiligten ein intensives Mitwirken. Das Anprangern der Täter ist nicht hilfreich, da das Opfer mit Sicherheit eine weitere Attacke erfährt. Häufig lässt sich das Problem auf gestörte Kommunikationsstrukturen zurückführen. Das Ziel sollte sein, eine Eskalation zu vermeiden und konstruktiv an das Problem heranzugehen.

Intervenieren lässt sich am besten auf der persönlichen Ebene. Als Betroffener müssen Sie selbst reagieren und Mobbing nicht einfach über sich ergehen lassen. Leiden und Jammern hilft nicht weiter – im Gegenteil: Sie bieten damit eine größere Angriffsfläche für die Täter.

Typische Mobbingopfer gibt es übrigens nicht. Das Mobbing durch Mitarbeiter verfolgt kein Schema. Dennoch konnten Personenmerkmale wie Andersartigkeit, Erfolg oder schlicht der Umstand, dass der Mitarbeiter neu ist, identifiziert werden. Leider zeigt sich in der Realität, dass ein Mobbingopfer aus eigener Kraft selten der Situation entgehen kann, ohne die Situation (= den Arbeitsplatz) zu verlassen. Wenn Sie dennoch die Stärke, den Willen und die Kraft aufbringen möchten, sollten Sie herausfinden, was der Grund für das Mobbing sein kann und ob oder in wie weit Sie selbst zu dieser Situation beigetragen haben. Das kann durch unbewusste Botschaften – Auftreten, Gestik oder Mimik – geschehen. Manchmal stimmen auch Glaubenssätze nicht überein und man wird wegen anderen Überzeugungen und Werten »verurteilt«.

Wenn es im Team allein nicht möglich ist, die Situation dauerhaft zu klären und eine Lösung zu finden, sollte überlegt werden, ob nicht ein Mediator von außen hinzugezogen wird.

Merkzettel

Weniger Mobbing und besserer Umgang damit
- Mobbing betrifft die direkten und indirekten Angriffe in der Arbeitswelt.
- Mobbing kann den Betroffenen krank machen und neben den persönlichen Belastungen sind die Kosten die durch Krankheit, Unkonzentriertheit oder Fehler entstehen, nicht von der Hand zu weisen.
- Jeder kann etwas gegen Mobbing unternehmen.
- Als Betroffener müssen Sie selbst reagieren und Mobbing nicht einfach über sich ergehen lassen.

Stellen Sie sich Ihre eigenen Bemerkungen zusammen (◘ Abb. 7.2).

Wie können Sie als Kollege das Mobbingopfer unterstützen?

Stellen Sie sich folgende Fragen:
- Wann hat das Mobbing begonnen?
- Womit hat das Mobbing begonnen?
- Sind es mehrere oder nur eine Person?
- Was sind konkrete Mobbinghandlungen?
- Wie ist meine Reaktion während des Mobbings?
- Kann ich mir intern Unterstützung suchen?

Als schlechter Kollege mobben Sie mit oder schauen weg. Als guter Kollege können Sie sich fragen, warum das Opfer gemobbt wird:
- Sind Ihnen Kollegen aufgefallen, die sich durch eine bestimmte Art des Opfers angegriffen, genervt oder in ihrer Kompetenz untergraben fühlen?
- Können Sie etwas tun, um die Situation zu entspannen?
- Seit wann ist Ihnen das Mobbing schon aufgefallen?
- Wie viele Kollegen mobben? Einer oder mehrere?

Sprechen Sie als Teamkollege mit dem Mobbingopfer. Meist stärkt ein gutes Gespräch den Selbstwert, da das Opfer erkennt, dass anderen »im Team« das negative Verhalten auch auffällt und es nicht allein ist. Überlegen Sie gemeinsam, wie Sie weiter vorgehen möchten. Sie können die Situation beim Chef oder dem Teamleiter ansprechen oder direkt bei einem Audit offen mit dem gesamten Team, damit unausgesprochene und ungeklärte Konflikte eventuell gelöst werden können. In seltenen Fällen ist den Tätern gar nicht bewusst, dass ihre Handlung Mobbingformen angenommen und weitreichende Folgen haben.

Mobbing und leichtere Formen davon sind weitere Gründe, in Teamentwicklung zu investieren, denn Apotheken, die ein gut funktionierendes Team aufweisen und daran arbeiten:
- weisen weniger Krankheitstage der Mitarbeiter auf!
- haben eine höhere Zahl an Stammkunden!
- haben höhere Umsätze und Erträge!

(Ergebnisse interner Marktforschungen, Personal Coaching Beer & Partner GbR 2006)

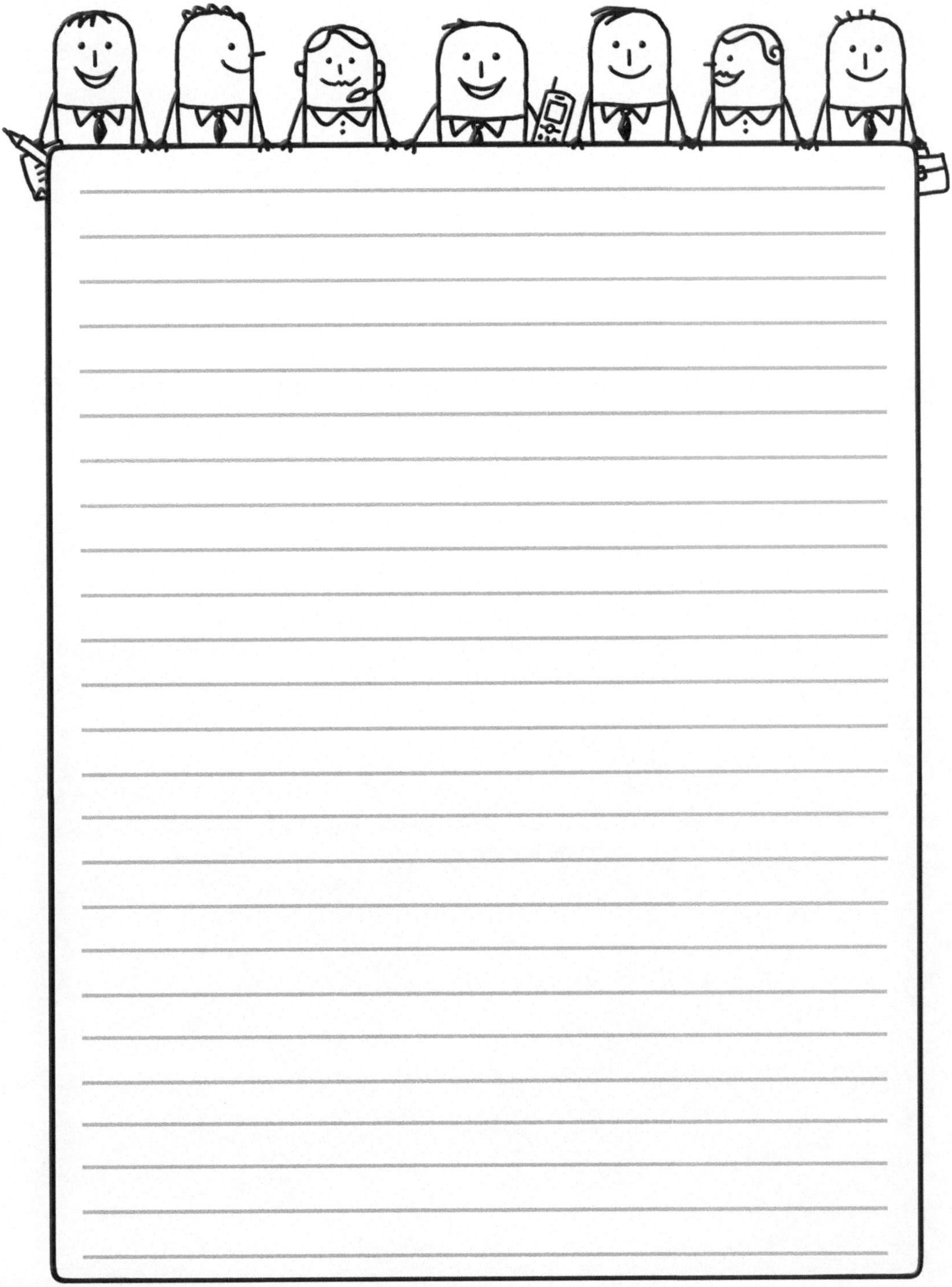

Abb. 7.2 Eigene Bemerkungen

Vorteile der Teamarbeit

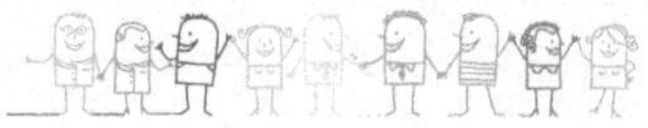

Abb. 8.1 Teamvorteile

Eine festgelegte Verfahrensweise mit Informationen ist hilfreich, um allen Mitarbeitern diese zur Verfügung zu stellen.

8.1   Besserer Informationsfluss

Sie kennen das Problem: Viele Mitarbeiter haben viel Wissen zu unterschiedlichen Zeiten. Ohne Kommunikation gibt es keinen Austausch, ohne Austausch keinen Wissensfluss, ohne Informationsweitergabe geschehen Fehler. Im Ergebnis fehlen Medikamente oder es werden Termine zum Abmessen für Kompressionsstrümpfe versäumt o.ä.

Unser Ziel ist hingegen ein Team, das sich frei, ungezwungen und möglichst umfassend alle Informationen weitergibt, und zwar mit möglichst wenigen Verlusten (Abb. 8.1).

Hierbei ist darauf zu achten, dass, egal von welchem Teammitglied die Information kommt, die Bereitschaft vorhanden sein muss, sie auch aufzunehmen.

Eine festgelegte Verfahrensweise ist dabei sehr hilfreich.

Besprechen Sie im Team, wie Sie mit Kundenempfehlungen, -reklamationen, (direkten) Bestellungen, Zeitschriften wie PZs, DAZs, PTA-Magazinen, Endverbraucheraktionen, Fortbildungen, Schaufenstergestaltung, Sichtwahlgestaltung, Werbemitteln usw. einheitlich umgehen möchten.

- Wer hat welche Aufgabe?
- Kann die Aufgabenverteilung auch (monatlich) rotieren?
- Wie hoch ist der Arbeitsaufwand?
- Wie werden Informationen aufgenommen, ausgewertet und weitergeleitet?

Je mehr Fragen Sie stellen, desto mehr Antworten – und damit desto mehr Möglichkeiten – werden Sie finden.

Im Rahmen einer Teambesprechung sollte man dem immens wichtigen Wissenstransfer viel Zeit einräumen. Stellen Sie im Vorfeld eine Agenda zusammen, die die Punkte beinhaltet, welche besprochen werden müssen und welche besprochen werden können (siehe oben). Vergessen Sie nicht, ein Zeitfenster für die dazu benötigte Zeit festzulegen, um einen Überblick zu erlangen, wie aufwendig dieser Part einzustufen ist. Sie werden sehen, dass im Laufe mehrerer Besprechungen der Zeitaufwand immer geringer wird, da die Übertragung der Information an Struktur gewinnt und somit Zeit einspart. Das kann in Form eines Vortrages sein, einer demokratischen Abstimmung oder einer offenen Diskussion.

Wichtig ist, dass nicht ständig eine Argumentationskette unterbrochen und zu einem späteren Zeitpunkt wieder aufgegriffen wird. Wenn Sie gerade Thema A behandeln, dann gehen Sie strukturell vor, legen Sie Vor- und Nachteile dar und argumentieren Sie im Anschluss inhaltlich. Danach widmen Sie sich im selben Schema Thema B. Das spart nicht nur Zeit, es zeigt auch ein logisches, durchdachtes Vorgehen auf. Konzentrieren Sie sich auf eine Sache (Abb. 8.2).

Eine Beispiel für zeitsparende Aufteilung könnte so aussehen, dass der Apotheker, der die Rückrufe bearbeitet, zeitgleich die wichtigsten Infos aus PZ und DAZ zusammenfasst, die PTA sich über neue

Verteilen Sie die Arbeit so, dass Abwechslung anstelle von Routine und Alltag tritt.

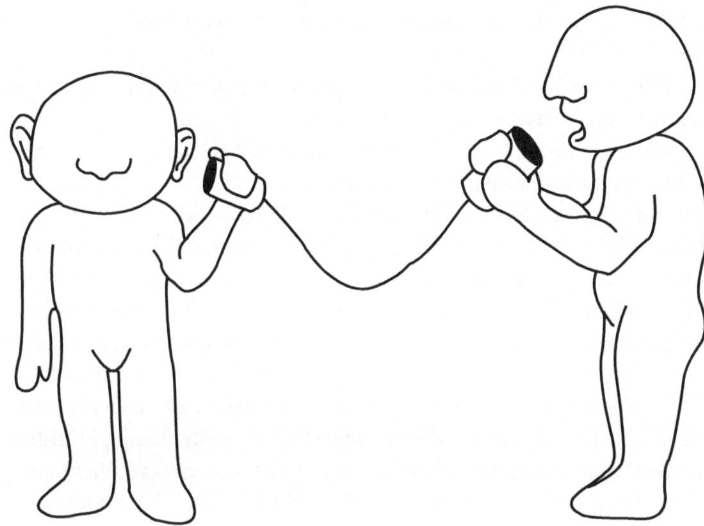

Medikamente mit dem Apotheker abspricht und sich schwerpunktmäßig auf die Rezeptur und das Labor konzentriert und die PKA aktuelle Werbemaßnahmen zu saisonbedingten Aktionen auswählt. Bei der Teambesprechung kommen dann vom Apotheker kurze Informationen über neue Arzneimittel, Wirkstoffe und Wirkweise, von der PTA neue Erkenntnisse in der Rezeptur und von der PKA eine Idee zur neuen Schaufenstergestaltung. Den Monat oder das Quartal darauf kann der Apotheker die Schaufenstergestaltung bzw. Themen zur Saison vorbereiten, die PTA gibt Infos über Neuigkeiten aus PZ und DAZ und die PKA stellt eine neue Teemischung für die Wintersaison vor.

Wer was macht, ist bei der Informationsweitergabe zweitrangig. Die Hauptsache ist eine klare Struktur, was, wann, warum und wie gemacht wird. Die Arbeit sollte so verteilt werden, so dass Abwechslung an Stelle von Routine und Alltag tritt. Die Ergebnisse sind mehr Motivation im Team und mehr Engagement und Anerkennung – oder wussten Sie, wie geschickt Ihre Kollegin in der Schaufenstergestaltung ist? Auch wenn sich das erst einmal aus Kostengründen nicht immer rentieren mag, den Gewinn für das Teamgefühl und den Teamgeist können Sie unterm Strich entnehmen – und der Kunde spürt, dass das Team hier stimmt!

8.2 Bessere Arbeitsatmosphäre

Damit das Team rundum stimmt, ist es hilfreich, eine geeignete Arbeitsatmosphäre zu schaffen. Dies ist z.B. durch individuelle Arbeitsbedingungen möglich, die die Motivation und Zufriedenheit der Mitarbeiter und Kollegen verbessert, die Leistungsbereitschaft er

Gute Arbeitsatmosphäre = erhöhte Leistungsbereitschaft der Mitarbeiter

höht sowie die Stressbelastung und Fehl- oder Krankheitstage reduziert.

Wie kann das Umfeld in der Apotheke gestaltet werden, damit dieser positive Faktor seine Wirkung entfalten kann?

Nehmen Sie an, Frau Engel hat noch Ihre zwei Kinder in die Schule zu bringen und arbeitet, um nachmittags auch wieder zu Hause zu sein, nur 30 Stunden pro Woche. Herr Teufel ist klassischer Single, der nicht um 16 Uhr daheim sein muss, um seine Katze zu füttern. Somit bietet es sich doch von selbst an, dass Frau Engel von 8.30 Uhr bis 15.30 Uhr arbeitet, inklusive 1 Stunde Pause. Sie kann ohne Hektik morgens in die Apotheke kommen und ist auch nachmittags wieder rechtzeitig zurück, um für die Kinder da zu sein. Herr Teufel hingegen arbeitet 40 Stunden pro Woche. Von denen ist er 30 Stunden die Woche zu festgelegten Zeiten anwesend, die restlichen 10 Stunden werden flexibel eingeteilt. So kann Herr Teufel mal etwas früher kommen oder später gehen, je nach individuellem Bedarf der Apotheke.

Wichtig ist der direkte Austausch unter den Kollegen. Sammeln Sie an großen Charts Ihre Meinungen und Verbesserungsvorschläge. Je transparenter Arbeitsabläufe- und -einsätze gestaltet werden, desto mehr Verständnis wird aufgebracht, was wiederum zu mehr Zufriedenheit führt. Seien Sie auf der Suche nach passgenauen Lösungen für sich und Ihre Kollegen – auf diese Weise erarbeiten Sie gemeinsam einen Einsatzplan, ohne dass sich jemand benachteiligt oder ungerecht behandelt fühlen muss.

Besprechen Sie Verbesserungsvorschläge und Meinungen in der Teambesprechung mit allen Mitarbeitern.

8.3   Bessere Kundenbeziehung

Ihr Kunde spürt intuitiv, wie das Klima in Ihrer Apotheke und das Verhältnis zwischen den Mitarbeitern ist. Das Bauchgefühl, oder auch das »Zweithirn«, ist sehr sensibel und beeinflusst gleichzeitig unbewusst die Kaufbereitschaft des Kunden.

Stellen Sie sich vor, Sie gehen in ein Geschäft und das Gefühl ist von Anfang an belastet, weil die Luft zum Schneiden ist. Würden Sie da mehr als nötig einkaufen? Nein, wahrscheinlich nicht.

Wenn die Atmosphäre hingegen entspannt ist, vielleicht noch leichte Musik im Hintergrund zu vernehmen ist, freundlich, lächelnde Mitarbeiter Sie ruhig, höflich und unaufdringlich ansprechen – wie würden Sie sich da fühlen? Um sich selbst etwas Gutes zu tun, kauft man gerne noch ein paar Vitamine, Mineralien oder Cremes.

Ein gutes Arbeitsklima färbt auch auf den Kunden ab und lässt ihn entspannter einkaufen.

Harmonie im Team und im Verkaufsraum sind kundenunspezifisch.

Jeder Mensch hat Emotionen, so auch Ihr Kunde. Diese werden schon vor Betreten der Apotheke angesprochen.

Im Marketing sind diese Emotionen und ihre Auswirkungen auf die Kaufentscheidung schon lange bekannt (= Neuromarketing). Unsere Emotionen verfolgen kein Ziel. Sie sind aktuell, spontan und spiegeln die momentane, meist kurzfristige Verfassung wieder. Wird

Merkzettel

Besserer Informationsfluss

- Egal von welchem Teammitglied eine Information kommt, es muss die Bereitschaft vorhanden sein, diese auch aufzunehmen.
- Im Laufe mehrerer Besprechungen wird der Zeitaufwand immer geringer, da die Übertragung der Information an Struktur gewinnt und somit Zeit eingespart wird.

- Wer was macht, ist bei der Informationsweitergabe zweitrangig. Die Hauptsache ist eine klare Struktur, was, wann, warum und wie gemacht wird.

Bessere Arbeitsatmosphäre

- Individuelle Arbeitsbedingungen erhöhen die Motivation und Zufriedenheit der Mitarbeiter
- Sammeln Sie auf großen Plakaten die Meinungen und Verbesserungswünsche der Kollegen

Bessere Kundenbeziehung: der Kunde spürt das Klima

- Ihr Kunde spürt intuitiv, wie das Klima in Ihrer Apotheke und das Verhältnis zwischen den Mitarbeitern ist.
- Wird die Soll-Situation, also die Erwartung des Kunden von der IST-Situation übertroffen, dann stellt sich ein zusätzlicher Grad der Kundenzufriedenheit ein.

Stellen Sie Ihre eigenen Bemerkungen zusammen (◨ Abb. 8.3).

die Soll-Situation, also die Erwartung des Kunden von der Ist-Situation übertroffen, dann stellt sich ein zusätzlicher Grad der Kundenzufriedenheit ein. Die Kundenzufriedenheit wiederum ist gekoppelt an seine Loyalität. Vereinfacht kann man sagen: fühlt sich der Kunde in der Apotheke wohl, kommt er wieder.

Zusammengefasst, was unterstützt das Wohlgefühl des Kunden?

- Leichte Musik
- Angenehmer Geruch
- Harmonische Farben
- Gezielt eingesetztes Licht
- Ruhige, höfliche und unaufdringliche Kontaktaufnahme
- Fachwissen und Kompetenz
- Individuelles Eingehen
- Wahrnehmungsgefühl
- Ruhe (kein Stress, Telefonate, laute Gespräche, Diskussionen und Probleme)

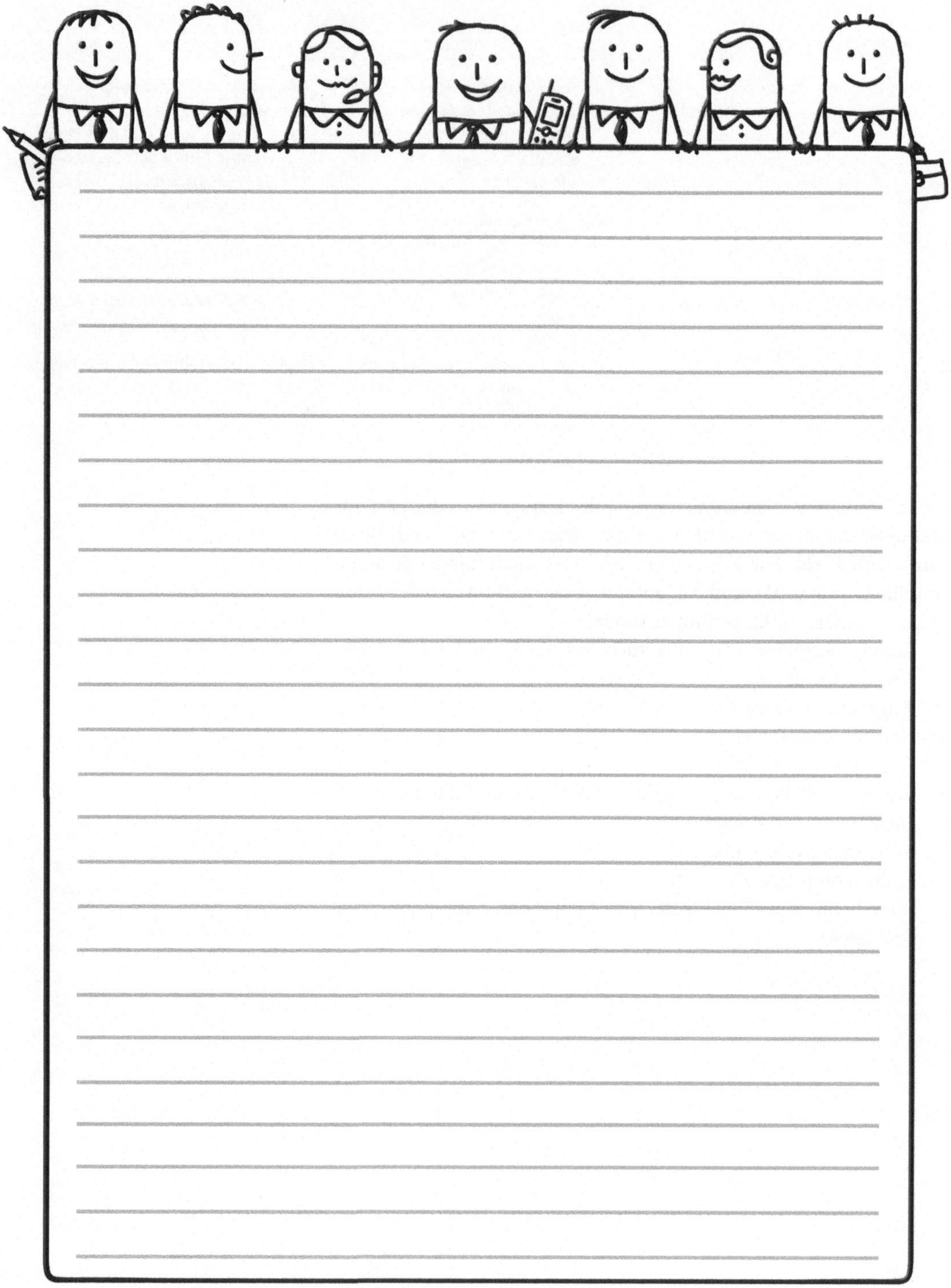

Abb. 8.3 Eigene Bemerkungen

Arbeitseinstellung und Arbeitsmotivation

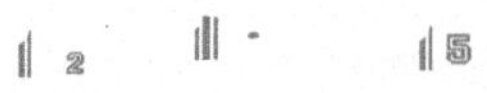

Abb. 9.1 Arbeitseinstellung

Wie wir uns während der Arbeit fühlen und mit welchem Engagement wir bei der Sache sind, hängt von unserer Arbeitseinstellung ab. Sind wir motiviert (Abb. 9.1)? Wie kann ich mich und andere motivieren? Mache ich meine Aufgaben gerne? Sollte ich mich beruflich verändern? All diesen Fragen gehen wir in diesem Kapitel auf den Grund.

9.1   Chancen- oder Problemdenker?

Stehen Sie auf und denken schon, während Sie den Fuß aus dem Bett schwingen: »Oh Gott, schon wieder arbeiten?« oder eher: »Prima, heute sind Frau Engel und Herr Teufel wieder da!« (Abb. 9.2)

Stellen Sie sich den Tag über mehrere solcher Fragen und überprüfen Sie Ihre Einstellung dazu. Um selbst eine Übersicht zu erlangen, vermerken Sie eine positive Einstellung mit einem Plus und eine negative Einstellung mit einem Minus nach folgendem Schema (Abb. 9.3). Vermerken Sie gute Kundengespräche und weniger gute Erlebnisse z.B. während Ihrer Mittagspause. Schauen Sie am Ende des Tages auf Ihr Plus-/Minus-Konto – was stellen Sie fest?

Konzentrieren Sie sich auf die positiven Erlebnisse Ihres Tages.

Heben Sie nicht das Negative hervor, sondern konzentrieren Sie sich auf das Positive, was Sie erlebt und erreicht haben (Abb. 9.3).

> **Background**
> Noch eine Anmerkung: haben Sie gewusst, dass der Mensch von dem
> — was er liest, lediglich 10%,
> — was er hört, 20%,
> — was er sieht, 30%,
> — was er hört und sieht, 70% und
> — von dem, was er selbst ausführt, 90% behält?

9.2   Berufliche Veränderung?

Haben Sie zurzeit den für Sie passenden Job oder möchten Sie sich verändern?

Wenn Sie sich orientieren wollen, ob Sie beruflich eine Veränderung für nötig halten, oder mehr Qualifikationen haben, als Sie im Moment nutzen, stellen Sie sich die in Tab. 9.1 aufgeführten Fragen. Diese Fragen stellen keinen Test dar, sie sollen zum Nachdenken über die aktuelle Situation anregen, was Sie für sich persönlich, aber auch im Team ändern können.

9.3   Arbeitsmotivation?

Motivation ist das Ergebnis eines Prozesses. Dieser Prozess kann von Ihnen selbst heraus oder durch Außeneinwirkung beeinflusst werden.

Um Motivation zu erreichen muss auf verschiedene Faktoren Einfluss genommen werden. Neben der Willensstärke etwas verändern

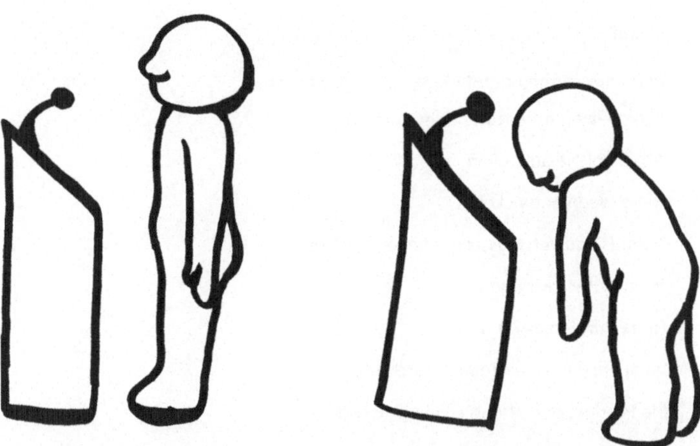

Abb. 9.2 Chancen- oder Problemdenker? - Wie gehen Sie an solche Situationen heran?

−	+	+	−	+	−	−	+	+	+	−	+			

Abb. 9.3 Mögliches Plus-/Minus-Konto

zu wollen, vorhandener Kompetenz und geeigneter Bedingungen zählen dazu auch Antriebsstärke, emotionale Intelligenz, Selbstwirksamkeit und die zeitliche Perspektive.

Antriebsstärke stellt unseren eigenen Spannungszustand dar, ist also abhängig von unserer eigenen Anspannung, bzw. Entspannung und kann somit stärker oder schwächer ausgeprägt sein.

Unsere emotionale Intelligenz lässt uns durch feine und sensible Antennen spüren, welche Entscheidung für uns die richtige zu sein scheint.

Hilfreich ist hierbei eine ausgeprägte Überzeugung, sein eigenes Leben (um-)gestalten zu können und auch Visionen zu haben, wie etwas sein könnte.

Grundsätzlich ist in jedem Menschen von uns der Wunsch vorhanden, etwas zu bewirken, zu erreichen, zu verändern oder zu gestalten. Das nennt man allgemeine Motivation. Die spezifische Motivation hingegen ist auf ein Ziel ausgerichtet, das auf einer subjektiven, persönlichen Vorliebe basiert.

Mit einem konkreten Ziel vor Augen steigt die Arbeitsmotivation.

■ **Wie beginnt Motivation und wie kann motiviert werden?**
Grundlage, etwas zu erreichen, ist der Glaube an die eigene Kraft. Die Kraft, aus sich heraus etwas zu schaffen. Dazu gehört, dass sich Kopf und Bauch über das Ziel einig sind. Beim Coaching wird das Ziel herausgearbeitet und möglichst genau umschrieben. In der Apotheke kann ein Veränderungswunsch geäußert werden und aktiv Mei-

◨ Tab. 9.1 Fragebogen zur beruflichen Veränderung

Was würde Ihnen beruflich mehr Spaß machen?
Personalverantwortung übernehmen
Arbeitspläne aufstellen
Neue Ideen entwickeln
Werbe- und Vertragsstrategien entwickeln
Mitarbeiter fortbilden
Neue Kunden gewinnen
Versuchs- und Messreihen durchführen (Labor)
Ein Produkt der Öffentlichkeit präsentieren
Aufgaben übernehmen, die Ihren ganzen Einsatz fordern
Buchhaltungsarbeiten durchführen
Beschreiben Sie sich einmal selbst
Gruppenarbeit finde ich effizient
Ich arbeite lieber allein, als in der Gruppe
Herausforderungen reizen mich
Ich mag meine Arbeit, wie sie ist
Wenn ich rede, hören andere mir zu
Unter Druck lässt meine Leistung nach
Ich lasse Kollegen von meinem Wissen profitieren
Die Gefühle anderer kann ich gut mitempfinden
Bei erhöhter Arbeitsbelastung drehe ich erst richtig auf
Ich bin für Neues offen
Sind Sie zufrieden mit Ihrer derzeitigen Arbeit?
Die Arbeitsverteilung könnte effizienter sein
Das Betriebsklima ist super
Erfolgserlebnisse werden im Team anerkannt
Die Leistungsbeurteilung ist neutral
Die Kollegen sind fair und unterstützend
Ich fühle mich wohl in der Apotheke
Sozialleistungen werden bezahlt, Extras mürrisch auch
Das Gehalt liegt über dem Tarif
Möglichkeit zu Engagement wird unterstützt
Der Informationsfluss könnte besser sein
Was trauen Sie sich zu?
Sicheres und kompetentes Auftreten
Freies Sprechen vor der Gruppe

■ Tab. 9.1 Fortsetzung
Teamleitung
Kreativität (Schaufenster, Flyergestaltung)
Konfliktlösungsfähigkeiten
Mitarbeitermotivation
Verhandlungs- und Verkaufsgeschick
Kontaktfreudig und offen
Angespannt, reizbar, ungeduldig
Vertrauensvoll und tolerant, unkompliziert

nungen bei einem Audit oder zu einem kommenden Audit eingeholt werden.

Geben Sie zum Beispiel folgenden Wunsch Ausdruck: Stellen Sie sich die idealen Arbeitsbedingungen vor.

Nur mit einem klaren Ziel vor Augen kann diesem Ziel entgegen gegangen werden – Schritt für Schritt. Auf diese Weise können die Meinungen und Vorstellungen der Mitarbeiter abgefragt werden um dann ein Meinungsbild der Mitarbeiter zu erhalten. Vielleicht besteht kein Handlungsbedarf und alles kann beim Alten bleiben, wahrscheinlicher hingegen ist, dass neue Strukturen gefordert werden. Jedes Mitglied ist nun am Prozess beteiligt und kann sich und seine Wünsche vorstellen und vertreten. Jeder kann aktiv an einer positiven Umstrukturierung teilnehmen und sich einbringen.

Eine gemeinsame Erarbeitung von neuen Strukturen kann an sich schon motivierende Einflüsse haben. Es stärkt den Mitarbeiter, weil er nach seiner Meinung gefragt wird und er aktiv am Änderungsprozess beteiligt sein kann.

Um einen Erfolg zu erringen, muss die Basis stimmen. Sie brauchen

1. selbstmotivierende Willenskraft,
2. Fähigkeiten und Kompetenzen, auf denen Sie aufbauen können,
3. eine Umgebung, der sie vertrauen können und die Sie unterstützt.

Also fragen Sie sich:
- Habe ich konkrete Ziele?
- Kann ich diese Ziele benennen?
- Kann ich das Ziel erreichen? Ist es realistisch?
- Was sagt mein Kopf dazu? Kann ich das Ziel aus eigenem Antrieb erreichen?
- Was sagt mein Bauchgefühl?
- Welche Kenntnisse und Fähigkeiten besitze ich, um das Ziel zu erreichen?

- Gibt es Bereiche, in denen ich mich noch weiter entwickeln muss, um das Ziel zu erreichen?
- Gibt es eine Alternative zu meinem Ziel?
- Wie kann diese Alternative aussehen?

Legen Sie Ihre Unternehmens-ziele schriftlich fest.

Egal ob Sie sich im privaten oder beruflichen Umfeld bewegen, Unternehmensziele oder Mitarbeiterziele festlegen wollen. Versuchen Sie durch Fragen wie diese, das Ziel aus möglichst vielen Sichtweisen zu erfragen und zu betrachten. Am einfachsten gelingt das, wenn Sie alles schriftlich festhalten.

- Beschreiben Sie Ihre jetzige Situation und Ihre Vision.
- Bringen Sie Ordnung in Ihre Sammlung
- Vereinbaren Sie Ziele, die in kürzerer Zeit zu erreichen sind, um Erfolge zu vermerken
- Definieren Sie Ihre Ziele mit dem Akronym SMART
    - S = spezifisch (Eindeutig definiert)
    - M = messbar (Gibt es Messbarkeitskriterien?)
    - A = akzeptiert (Sind sich Kopf und Bauch einig?)
    - R = realistisch (Sind die Ziele erreichbar oder utopisch?)
    - T = terminierbar (Ist das Ziel in der vorgegebenen Zeit zu erreichen?)
- Fragen Sie sich:
    - Was sind die Ziele der Apotheke?
    - Was sind die Ziele des Teams?
    - Was sind die Ziele des einzelnen Mitarbeiters?

Aus allgemeinen Zielen lassen sich Schritt für Schritt Ziele für den einzelnen Mitarbeiter ableiten.

Ob es nun um private Ziele oder die Ziele der Apotheke geht: wichtig ist, dass Selbstvertrauen vermittelt wird. In der Apotheke stärken Sie Ihre Kollegen, wenn Sie auf ihre Stärken hinweisen und diese sinnvoll in den Alltag integrieren, soweit dies möglich ist. Ihr Team soll sich in einem positiv wirkenden Kreislauf finden, in dem Vertrauen die treibende Kraft darstellt. Ein Vertrauenskreislauf beinhaltet neben dem Vertrauen in die Mitarbeiter auch die Übertragung von Verantwortung und folglich deren Bewältigung, was erhöhtes Selbstvertrauen fördert.

Durch einen situativ angepassten Führungsstil, der auf aktuelle Gegebenheiten wie beispielsweise Karneval, Weihnachten, Krankheitstage, schönes Wetter, Geburtstage.... (Gelegenheiten gibt es genügend) eingeht, entgehen Sie dem Alltag. Jede Situation kann eine neue Handlungsstrategie hervorbringen. Trauen Sie sich und versuchen Sie mal was Neues – das erfreut, überrascht und motiviert.

Merkzettel

Chancen- oder Problemdenker?
- Überprüfen Sie Ihre eigene tägliche Einstellung. Sind Sie mehr Chancen- oder Problemdenker?
- Konzentrieren Sie sich auf das Positive des Tages

Berufliche Veränderung?
- Wenn Sie eine Veränderung möchten, denken Sie über Ihre aktuelle Situation nach.
- Gibt es Änderungswünsche im privaten oder beruflichen Bereich?

Arbeitsmotivation?
- Motivation kann durch Sie selbst oder durch Außeneinwirkung erreicht werden.
- Grundlage ist die eigene Kraft und das Wissen, das etwas verändert werden kann.
- Halten Sie alles Veränderungswünsche und Ziele schriftlich fest.
- Bringen Sie Ordnung in Ihre Stichpunkt-Sammlung und setzen Sie sich Zeitlimits.

Stellen Sie sich Ihren eigenen Merkzettel zusammen (◼ Abb. 9.4):

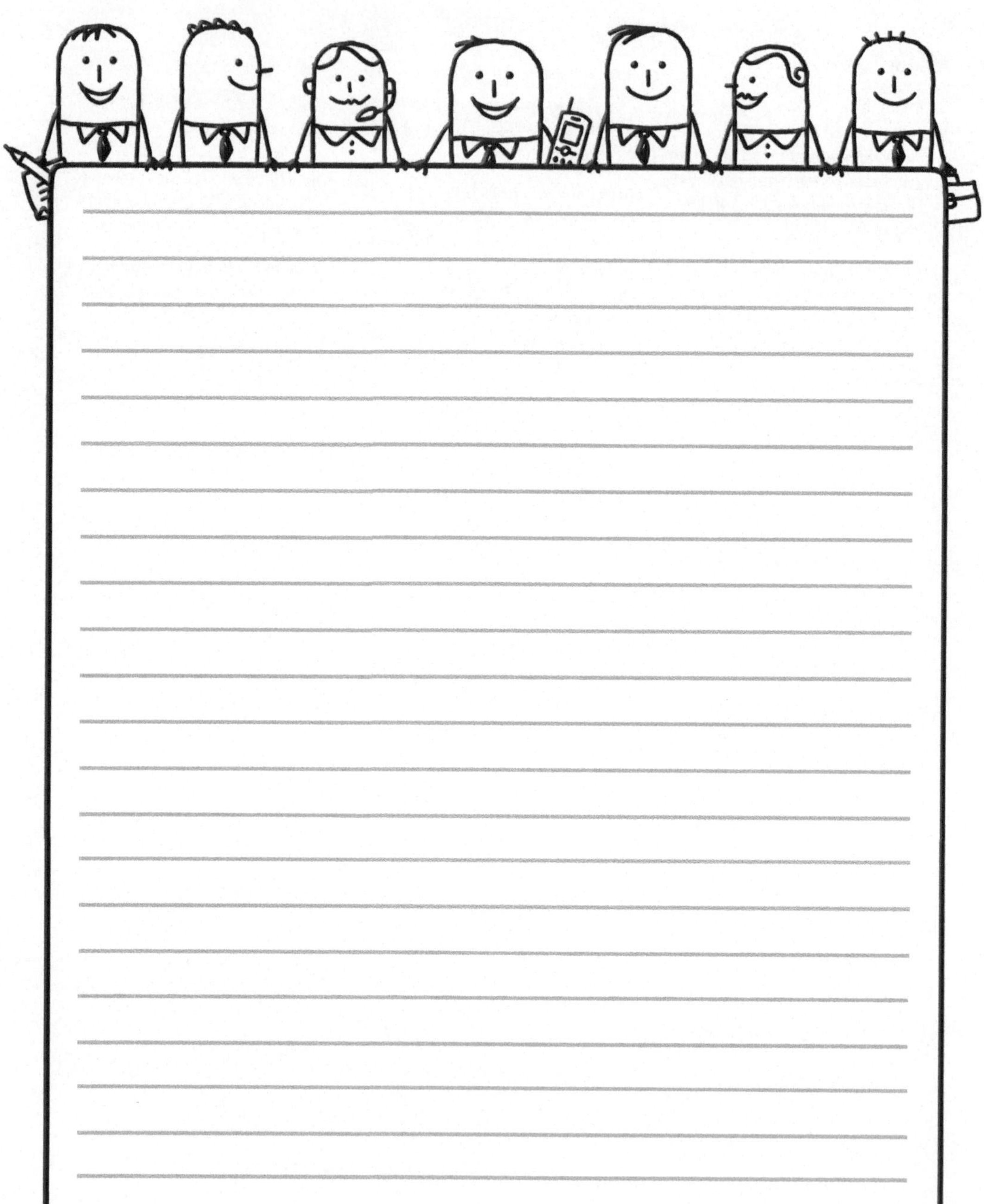

Abb. 9.4 Eigene Bemerkungen

Coaching

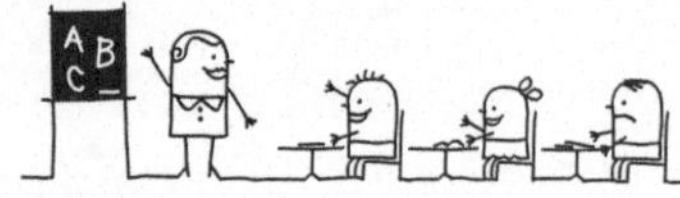

Abb. 10.1 Coaching

Ein Coach unterstützt die Entscheidungsfindung bei Problemen und Neuorientierung. Er bietet den »Blick von außen«.

10.1   Allgemeines

Coaching in der Apotheke kann wesentlichen Einfluss auf die Motivation Ihrer Kollegen nehmen (■ Abb. 10.1). Die Aufgabe eines Coaches, intern oder extern, besteht im Wesentlichen darin, die Leistungsbereitschaft zu optimieren und die Eigenverantwortung zu fördern.

In kleinen Schritten, gut geplant und praxisrelevant kann Coaching so zu großen Zielen führen.

Vom Coach und den Mitarbeitern wird während eines Coachings 100% abverlangt, um effizient Ziele zu formulieren, die auch umsetzbar sind. Für die Teamkollegen birgt Coaching die Herausforderung eigene Grenzen zu überwinden und Entscheidungen zu treffen, die manchmal auch unangenehm sein können. Klarheit und Authentizität sind hier der Schlüssel zum Erfolg!

Wenn Sie sich für ein Coaching entscheiden, schauen Sie zunächst auf sich selbst:

Beginnen Sie, sich selbst und Ihren Fähigkeiten zu vertrauen und selbstreflektierend klar und ehrlich zu sein. Nehmen Sie die Möglichkeit der Gestaltungsfreiheit und der Änderung, evtl. Verbesserung der Ist-Situation, im Berufsfeld an. Machen Sie sich bewusst, dass Aktionen zu Reaktionen und Handeln zu Konsequenzen führen. Finden Sie eine Perspektive, statt im Dauerstress unter zu gehen.

Das ist einfach gesagt, aber wie umzusetzen?

Atmen Sie tief in den Bauch und lassen Sie produktive Anregung und freudiges Gespanntsein auf sich wirken. Entscheiden Sie sich freiwillig, dass Spiel des Lebens zu spielen! Räumen Sie Hindernisse aus dem Weg, erkennen Sie Potentiale und schöpfen Sie diese aus. Bündeln Sie Ihre Energien und Ressourcen um eine möglichst hohe Flexibilität zu erreichen und ein optimales Ergebnis zu erzielen. Ihr Coach wird Sie in diesem Prozess begleiten und Sie in der Umsetzung unterstützen.

Der Blick des Coaches sollte auf den Begabungen und Möglichkeiten der Mitarbeiter liegen. Er unterstützt sie in der Entscheidungsfindung bei Problemen oder Lösungen, ohne dabei Standardlösungen zu präsentieren oder eine Anweisung klar vorzugeben.

Gecoacht werden kann das Team in allen Bereichen der Teambildung, Teamanalyse oder in einzelnen Arbeitssituationen, wie z.B. richtiges Telefonieren. Gecoacht werden kann auch direkt im Handverkauf, um die Verkaufsstrategien der einzelnen Mitarbeiter zu analysieren und zu verbessern. Coaching ist zukunftsorientiert und das ganze Team wird davon profitieren und motiviert werden.

10.2   Ablauf eines Coachings

Wie läuft ein Coaching ab, das auf die Steigerung der Effizienz des Apothekenalltags und des Apothekenteams abzielt?

Der benötigte Zeitaufwand ist individuell unterschiedlich. So dauert das Erstgespräch (Phase 1) meist etwa eine Stunde. Ab der zweiten Phase können keine genauen Zeiten mehr angegeben werden, da die Problemstellung, Anzahl der Mitarbeiter, Nutzung der Ressourcen, Problemdefinitionen, gemeinsame Lösungsstrategien sowie die Evaluierung unterschiedliche zeitliche Aufwendungen benötigen. Grob überschlagen kann gesagt werden, dass ein Coaching etwa drei Tage in Anspruch nimmt (die aber keinesfalls an drei aufeinanderfolgenden Tagen stattfinden müssen).

Achtung: Wenn Sie ein Coaching vereinbaren unterschreiben Sie keine Verträge, die eine Mindestanzahl an Stunden beinhalten – Sie bestimmen selbst, in welchem Umfang Sie externe Unterstützung in Anspruch nehmen wollen und nicht ein unterschriebener Vertrag.

- **Phase 1**

Wenn Sie sich für ein Coaching entscheiden, müssen zuerst die Voraussetzungen und Rahmenbedingungen festgelegt werden. Dies stellt die erste Phase im Beratungsprozess dar und dient vor allem der beiderseitigen Entscheidung über eine Zusammenarbeit.

Inhalt des Erstgesprächs:
- Wie ist der zeitliche Umfang?
- Wie ist die Beziehung zwischen Coach und Coachee (Apothekenmitarbeiter)?
- Wie ist die Beziehung zwischen Coach und Auftraggeber?
- Was sind Grundannahmen des Coachings?
- Grundsätzliches zu Veränderungen
- Honorar des Coachs

- **Phase 2**

In der zweiten Phase sind die Ziele und Einsatzmöglichkeiten klar zu besprechen. Das Augenmerk liegt hier bei einer ausführlichen Analyse Ihres Anliegens und des Umfelds. Also der Klärung der aktuellen Situation und des aktuellen Zustands. Veränderungswünsche und -forderungen werden ebenfalls aufgenommen.

- **Phase 3**

In der dritten Phase begibt sich der Coach auf die Suche nach Unterschieden, Ausnahmen und vorhandenen Ressourcen der Mitarbeiter. Bei Problemen müssen diese in verbesserungswürdig (z.B. Rückfallprophylaxe), gleich (z.B. Lösungsverhalten) oder schlechter (z.B. Verschlimmerung und Leidensdruck) unterteilt werden. Ebenfalls erfolgt eine gemeinsame Aufstellung folgender Punkte:
- Kurze Beschreibung der Probleme
- Klärung der Bearbeitungsebene
- Intervalle der Inanspruchnahme des Coaches
- Konkrete Problemdefinition
- Bisherige Lösungsversuche
- Untersuchung von Ergebnissen, Resultaten und Auswirkungen

- **Phase 4**

Danach werden in Phase vier die zu bearbeitenden Themen und Ziele festgehalten.

Gemeinsam werden hier Interventionen und Veränderungsansätze entwickelt. Hierzu zählen u.a.:

- Entwicklung geeigneter Lösungsansätze und Lösungen
- Planung und Transfer in den Apothekenalltag

- **Phase 5**

Am Ende eines jedes Coachings, in der fünften Phase, folgt die gemeinsame Evaluation, also die Auswertung des Prozesseses und die Zusammenfassung der Ergebnisse, ein Resümee. Ferner stellt die Reflexion des Coachingprozesses einen wichtigen Teil des Coachings dar. So werden hier rückblickend Veränderungen, Erfahrungen, Aufzeichnungen und andere Dokumente beleuchtet und für alle klar kommuniziert.

Abschließende werden eigenständig durchführbare Maßnahmen für das Apothekenteam abgeleitet, so dass das Team auch eigenständig an dem aktuellen Prozess arbeiten kann:

- Verbesserungen werden bewusst gemacht
- Offene Maßnahmen festgestellt
- Durchführbare Pläne und Umsetzungsstrategien entwickelt

Zu guter Letzt folgt der Abschied zwischen Coach und Team.

10.3   Motivation

Ein gern benutztes Wort. Was verstehen Sie unter Motivation? Engagement zeigen? Als Animateur jeden Morgen in der Apotheke seine Kreise ziehen? Vielleicht haben Sie ja das Glück, einen Mitarbeiter im Team zu haben, der von Natur aus eine »Frohnatur« ist und mit seiner Art auch die übellaunigste Kollegen aufmuntert und mitreißt- vielleicht aber auch nicht.

Manchmal überkommt einen der Alltag – der Job ist nicht mehr so aufregend wie in den ersten Tagen, die Herausforderungen nutzen sich wie spitze Ecken ab, weil man an ihnen täglich vorbeiläuft. Idealerweise regnet es schon seit Tagen und das Auto ist in der Werkstatt. Prima. Wie sieht nun die Kunst aus, sich trotzdem nicht aus der Ruhe bringen zu lassen? Sich trotzdem nicht die Laune verderben zu lassen und jeden Morgen aufzustehen? Und sich wie Münchhausen am eigenen Schopfe aus dem Motivationsloch zu ziehen?

Die innere Einstellung scheint ein Schlüssel dafür zu sein. Beim einen mehr oder weniger ausgeprägt, kann mangelnde Antriebskraft starke Leistungsabfälle mit sich ziehen, bis hin zum Burnout, wo dann gar nichts mehr geht. Also heraus und die Situation mal genauer betrachten. Wenn das allein, mit Freunden oder Vorgesetzten nicht funktioniert, scheuen Sie sich nicht professionelle Hilfe in Anspruch zu nehmen.

Wichtig ist, dass das momentane Defizit und der Handlungsbedarf erkannt werden und Motivation als Grundvoraussetzung für ein gelingendes Coaching gesehen wird. Wenn Sie sich innerlich weigern und keinen Sinn darin finden können, wird das Coaching wenig Chancen haben, Ihnen in Ihrer eigenen Entdeckung und Weiterentwicklung zu helfen. Wenn Sie hingegen diese Möglichkeit der Erweiterung der eigenen Fähigkeiten und Fertigkeiten nutzen wollen, schauen Sie sich Ihren Coach genau an: gegenseitiger Respekt und persönliche Akzeptanz bilden die Grundlage für ein erfolgreiches Weiterkommen.

Stellen Sie sich folgende Situation vor:

Eine Begebenheit kann von Ihnen ganz anders gedeutet werden als z.B. von Ihrem Kollegen. Hinterfragen Sie, warum Sie gerade so emotional reagieren und was Sie so unzufrieden macht.

- Woran liegt es, dass Sie das Gefühl haben, dass Ihre Umwelt Sie demotiviert?
- Nur kleine Lichtblicke hin und wieder aufblitzen?
- Was sind Ihre persönlichen Erwartungen und wie realistisch sind diese?

Je mehr Sie sich hinterfragen, je mehr Antworten Sie finden, desto besser lernen Sie sich zu verstehen und haben dann die Möglichkeit Änderungen einzuleiten. Sie sind dann in der Lage, bisherige Verhaltensmuster zu durchbrechen und mit neuen Ansätzen zu beginnen.

Beginnen Sie damit, Zufriedenheit für sich zu definieren.

Was bedeutet für Sie, im privaten als auch im beruflichen Umfeld, Zufriedenheit?

Motivation beginnt in Ihrem Kopf. Verabschieden Sie sich von zu vielen Selbstzweifeln, lassen Sie die positiven Gedanken die Oberhand gewinnen und bringen Sie Struktur in Ihr Leben. Setzen Sie sich klare Ziele mit Zwischenerfolgen – step by step – so kommt der Erfolg. Beginnen Sie, sich selbst zu motivieren und übernehmen Sie Verantwortung für die eigene Leistungsbereitschaft. Neben Anspruch und Anspannung nehmen Sie sich gezielt Zeit für Sport, gutes Essen und einfach Entspannung.

Auf die Apotheke übertragen: was bedeutet Zufriedenheit für Ihre Mitarbeiter und für Ihre Kunden?

Ihre Kunden wollen

- ein entspanntes Umfeld,
- kompetente und freundliche Beratung ohne Stress.

Mitarbeiter wollen

- eine gerechte Arbeitsaufteilung,
- Anerkennung der Leistung und
- Bestätigung ihres Handelns.

> **Motiviert sein bedeutet, Ziele anzustreben oder wünschenswerte Zielobjekte im Auge zu haben.**

> **Selbstmanagement, Eigenverantwortung und Motivation gehen also Hand in Hand.**

Merkzettel

Coaching

- Die zentrale Aufgabe eines Coaches besteht hauptsächlich darin, die Leistungsbereitschaft in einem Team zu fordern und zu fördern.
- Kleine Schritte können so zu großen Ergebnissen führen.
- Coaching geht nicht an einem Tag und benötigt viel Zeit in der Vorbereitung und Durchführung
- Coaching muss auf freiwilliger Ebene angeboten und durchgeführt werden. Zwang ist kontraproduktiv.

Motivation

- Motivation bedeutet, Ziele zu haben und diese aus eigener Kraft oder mit Unterstützung von außen zu erreichen.
- Eigenverantwortung motiviert. Am besten gelingt dies durch Aufgabenverteilung und Übertragung von Verantwortung.

Stellen Sie Ihre eigenen Bemerkungen zusammen (◘ Abb. 10.2).

Durch eine Aufteilung der verschiedenen Arbeiten, durch Übertragung von Verantwortungsbereichen, durch Erstellung von geregelten Arbeitsabläufen, um nur einige Punkte zu nennen, können Sie die Mitarbeiter motivieren mehr Eigenverantwortung in der Apotheke zu übernehmen. Mehr Engagement führt zu mehr Verantwortung. Besprechen Sie Möglichkeiten der Motivation in Teambesprechungen. Wahrscheinlich kommen hier noch ganz andere Themen auf den Tisch, die dem Team einen wertvollen Schwung nach vorne geben.

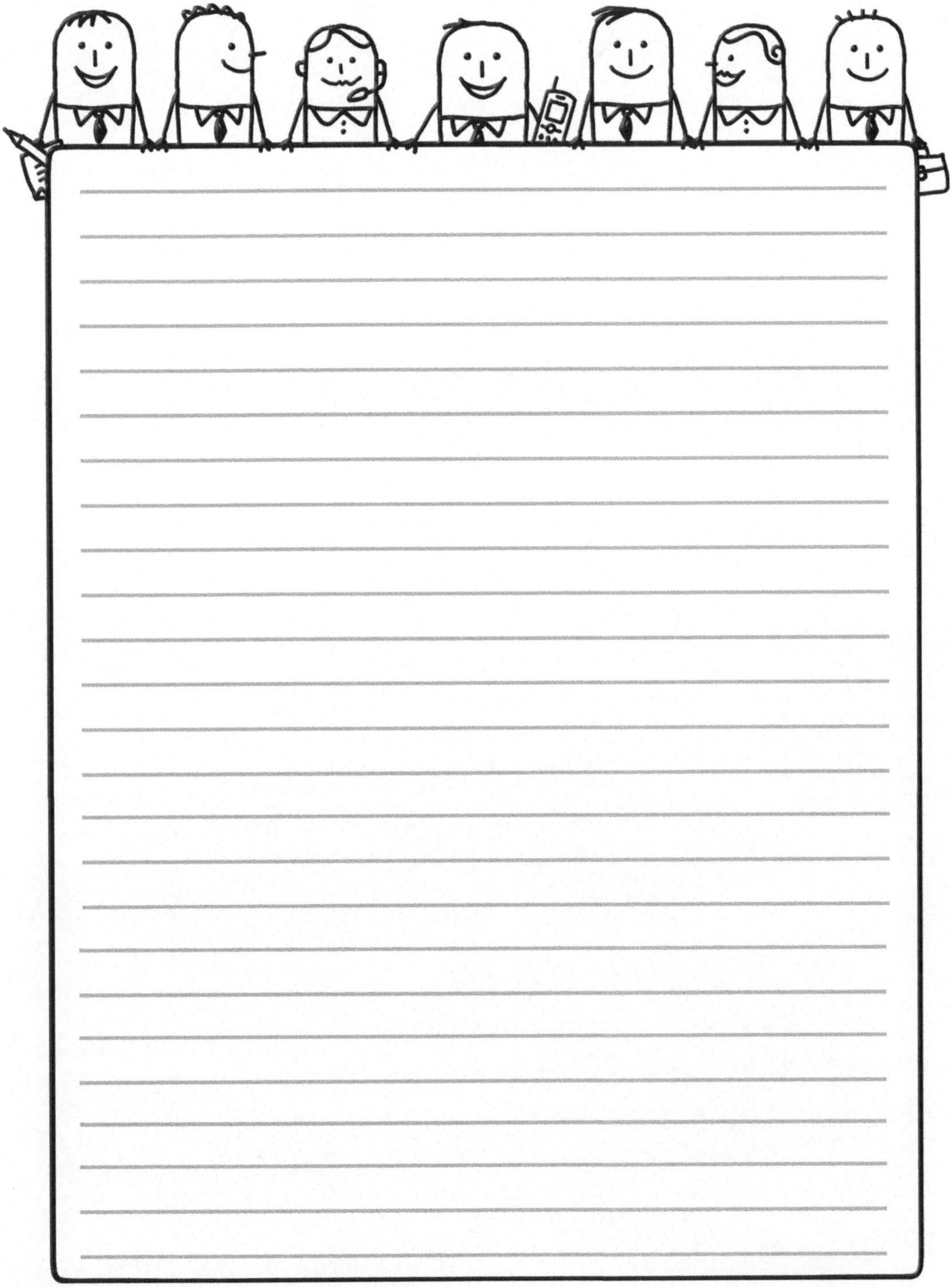

Abb. 10.2 Eigene Bemerkungen

Teamoptimierung und Konfliktlösung

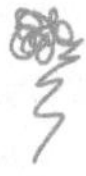

Abb. 11.1 Teamoptimierung und Konfliktlösung

Entwicklung eines Maßnahmenkatalogs zur Teamoptimierung – von Null auf Team

»Zusammenkommen ist ein Beginn, Zusammenbleiben ein Fortschritt und Zusammenarbeiten ein Erfolg.« Henry Ford, amerikanischer Industrieller (1863–1947)

11.1 Teamanalyse

Wenn Sie aktiv an Ihrem Team arbeiten wollen, stellen Sie sich zu Beginn der »Teamgründung« folgende 12 Fragen (Abb. 11.1):

1. Wollen Sie etwas verändern?
2. Wollen Sie effektiver arbeiten?
3. Wollen Sie mehr Abwechslung?
4. Wollen Sie mehr Mitbestimmung?
5. Wollen Sie mehr Verantwortung?
6. Wollen Sie mehr Akzeptanz?
7. Wollen Sie mehr Gemeinschaft?
8. Wollen Sie mehr Spaß bei der Arbeit?
9. Wollen Sie mehr Umsatz?
10. Wollen Sie mehr Kunden?
11. Wollen Sie mehr Geld?
12. Wollen Sie ein Team sein?

Beantworten Sie diese gemeinsam und wenn Sie nun feststellen, dass Sie alle, jede Frage mit JA beantworten können, dann sind Sie schon sehr motiviert und haben mit ihren Kollegen schon den ersten Schritt in Richtung Team gemacht. Herzlichen Glückwunsch!

Eine Teamoptimierung beginnt bei einer Analyse der Ist-Situation. Nicht nur offenkundige Probleme, auch unterschwellige Probleme sind ein Ansatzpunkt, um wirksam in die Struktur einzugreifen. Wie stark ist der Teamgeist ausgeprägt? Unterschiedliche Bedürfnisse, Motivationen und Ziele sind herauszufinden, um die Teamoptimierung anzugehen. Ein wichtiger Punkt ist hier, dass die Mitarbeiter überhaupt ein Team wollen und nicht in alten Strukturen stecken bleiben möchten – alte Zöpfe abschneiden und sich neuen Aufgaben stellen.

Um die Teamfähigkeit beurteilen zu können, müssen bestimmte Kriterien abgefragt werden. So z.B.

- die fachliche Sachkenntnis der einzelnen Mitarbeiter,
- die Kommunikationsfähigkeit an sich, also die Fähigkeit, ob zur Problemlösung und Entscheidungsfindung beigetragen werden kann, und
- ob der Umgang miteinander überhaupt teamfähig ist.

Ebenfalls nicht zu unterschätzen sind die personellen Eigenschaften des Mitarbeiters:

- Ausbildung
- Herkunft
- Familienstand
- Wie sehen die arbeitsbezogenen Ergebnisse aus?

Die Kollegin kann beispielsweise richtig nett und zuvorkommend sein, aber wenn sie nicht zügig arbeiten kann, stört das auch.

Und wie sieht es mit Kriterien aus, die sich auf das Arbeitsverhalten beziehen? Kann man hier motivieren? Ist die Person schon motiviert? In den folgenden Beispielfragen geht es um die Einschätzung des Mitarbeiters selbst, bezüglich Selbstkontrolle, Integration und Kooperation, Informationsfluss und Kontakte untereinander, sowie die nötige Sensibilität, Spannungen und Tendenzen. Ein erfolgreiches Team erzeugt Synergieeffekte und wird aus sich heraus stark.

Zum besseren Verständnis sind hier einige Fragen zur Beurteilung der Teamfähigkeit eines einzelnen Mitarbeiters aufgeführt:

- Fordert er die Teilnahme aller Betroffenen an Entscheidungen?
- Kann er aufmerksam zuhören?
- Sind ihm Ideen, die in dem Team geäußert werden, immer willkommen?
- Spürt er Spannungen, die im Team entstehen?
- Unterstützt er Minderheiten in dem Team?
- Macht es ihm Spaß, im Team zu arbeiten?
- Bereitet es ihm Schwierigkeiten, teamfördernde Aktivitäten zu ergreifen?
- Weiß er, wie er auf das Team wirkt?
- Fällt es ihm schwer, Informationen aus dem Team zu bekommen?

Um nun zu einem genaueren Bild zu gelangen, ist es hilfreich, die Beurteilung aufzusplitten und ein Benotungsschema einzuführen. Ein Bogen zur Mitarbeiterbeurteilung könnte wie in ◧ Tab. 11.1 aussehen.

■ Auswertung der ◧ Tab. 11.1:

36–90 Punkte Der Mitarbeiter weist einen sehr hohen Grad an Empathie und Verständnis für den Kollegen auf. Er ist ein Teamplayer und auch sehr gut als Teamleiter geeignet. Er fördert den Teamgeist und die Zusammengehörigkeit sowie das Selbstvertrauen und motiviert die Kollegen.

91–160 Punkte Ein neutraler Teamkollege. Er stellt sich selbst nicht in den Vordergrund, geht aber auch nicht unter. Er äußert seine Meinung und vertritt diese auch bis zu einem gewissen Grad. Er läuft mit und blockiert nicht, ist aber für den Teamprozess keine treibende Figur.

161–216 Punkte Ein Teammitglied, das auf wackeligem Grund steht. Sehr auf sich selbst und seinen eigenen Vorteil bedacht. Der Kollege ist nicht besonders empathisch und bringt das Team nicht nach vorne. Im Gegenteil, er bremst die Teamdynamik und demotiviert durch sein Verhalten.

Tab. 11.1 Beispiel eines Mitarbeiterbeurteilungsbogens

Der Mitarbeiter…	1 – stimme voll zu 6 – stimme überhaupt nicht zu					
Selbstkontrolle						
… reagiert auf Angriffe nicht aggressiv	1	2	3	4	5	6
… wird nicht laut	1	2	3	4	5	6
… erzeugt bei anderen keine Spannungen/Aggressionen	1	2	3	4	5	6
Seine Stimmungslage kann vorhergesagt werden	1	2	3	4	5	6
… macht es Spaß, im Team zu arbeiten	1	2	3	4	5	6
Integration						
… erkennt, wo und wodurch Konflikte entstehen und strebt Lösungen an	1	2	3	4	5	6
… richtet unterschiedliche / konkurrierende Interessen auf ein Ziel aus	1	2	3	4	5	6
… definiert Spielregeln	1	2	3	4	5	6
… geht auf Mitarbeiter / Kollegen ein, ohne sein Konzept aufzugeben	1	2	3	4	5	6
… verzichtet auf Eigennutz	1	2	3	4	5	6
… stellt Gruppenergebnis über Eigenprofilierung	1	2	3	4	5	6
… verhält sich so, wie er das von anderen verlangt	1	2	3	4	5	6
… schützt und unterstützt Minderheiten im Team	1	2	3	4	5	6
Information						
… versorgt andere mit Informationen	1	2	3	4	5	6
… hält keine wichtigen Informationen zurück	1	2	3	4	5	6
Es fällt ihm nicht schwer, Informationen aus dem Team zu bekommen	1	2	3	4	5	6
… hört zu, unterbricht andere nicht	1	2	3	4	5	6
… nimmt sich Zeit für das Gespräch	1	2	3	4	5	6
Kontakte						
… geht von sich aus auf andere zu / beginnt mit einem Gespräch	1	2	3	4	5	6
… fällt es nicht schwer, Informationen aus dem Team zu bekommen	1	2	3	4	5	6
… legt Ziele, Absichten, Methoden seines Verhaltens offen	1	2	3	4	5	6
… hilft anderen in Notsituationen	1	2	3	4	5	6
… bietet Beratung an	1	2	3	4	5	6
… bringt Vertrauen entgegen/unterstellt »guten Willen«	1	2	3	4	5	6
Sensibilität						
… beobachtet die Empfindlichkeiten anderer	1	2	3	4	5	6

Tab. 11.1 Fortsetzung

Der Mitarbeiter…	1 – stimme voll zu 6 – stimme überhaupt nicht zu					
… kann aufmerksam zuhören	1	2	3	4	5	6
… erkennt Probleme/Gefühle anderer	1	2	3	4	5	6
… berücksichtigt Gefühle und Bedürfnisse anderer bei seiner Zielsetzung	1	2	3	4	5	6
… formuliert die Bedürfnisse und Sorgen anderer mit eigenen Worten und bietet Lösungsmöglichkeiten an	1	2	3	4	5	6
… spürt Spannungen, die im Team entstehen rasch	1	2	3	4	5	6
… schätzt die eigene Wirkung auf andere realistisch ein	1	2	3	4	5	6
Kooperation						
… greift andere Meinungen / Ideen auf und führt sie weiter	1	2	3	4	5	6
… hilft anderen aus Schwierigkeiten	1	2	3	4	5	6
… setzt sich nicht auf Kosten anderer durch	1	2	3	4	5	6
… teilt Erfolgserlebnisse mit anderen	1	2	3	4	5	6
… setzt keine Pressionen / Machtmittel ein	1	2	3	4	5	6

(Fragebogen aus dem Teambilder-Seminar 2006, Personal Coaching Beer & Partner GbR)

11.2 Konflikte erkennen und lösen

11.2.1 Einleitung

Wie ein ideales Team zusammengesetzt ist, was man darunter versteht und wie es agieren kann und sollte ist Ihnen nun bekannt. Konnten Sie den Zustand eines idealen Teams schon einmal selbst beobachten?

Reibungen gibt es immer wieder, auch wenn das Team auch noch so gut ist. In diesem Kapitel geht es um Konflikte, Störfaktoren und Problemfelder bei der Arbeit im Team.

Konflikte sind Spannungssituationen, an der mehrere Parteien, die voneinander abhängig sind und mit Nachdruck versuchen, scheinbar oder tatsächlich unvereinbare Handlungspläne zu verwirklichen und sich dabei Ihres Gegners bewusst sind.

Konflikte treten nicht aus heiterem Himmel auf, meist schwelen sie schon seit Tagen oder Monaten unter der Oberfläche. Dann fehlt lediglich ein kleiner Auslöser.

Im Team sollte die Verhinderung von Konflikten im Vordergrund stehen. Bestehen diese jedoch schon, liegt das Interesse in der zeitnahen Lösung.

Es gibt grundlegend zwei Konfliktformen – die offenen und unterschwelligen Konflikte. Wir sprechen von **offenen Konflikten**, wenn sich im negativen Fall daraus ein hitziger Streit ergibt, oder im

Es gibt zwei Konfliktformen: offene und unterschwellige Konflikte.

positiven Fall der Konflikt in einer Diskussion mündet, die zu einer gemeinsamen Problemlösung führt.

Neben den offenen Konflikten, die von den Beteiligten direkt angesprochen werden und häufig in ihrer Konfliktform ansteigen, da jede Partei sich durchsetzten möchte, gibt es auch die unterschwelligen Konflikte.

Diese **unterschwelligen Konflikte** sind von außen betrachtet spannender, da ein einzelner Tropfen das Fass zum Überlaufen bringen kann und sich die Emotionen dann explosionsartig Luft machen.

Im Idealfall kann dieser Konflikt aber vorbeugend entschärft werden. Dies gelingt durch offenen Umgang und dem Bewusstsein, das hier etwas brodelt. Manchmal besteht ein Konflikt, der dann in einem völlig anderen Kontext ausgetragen wird, so dass sich die Beteiligten zumeist selbst verwundert Fragen, was hier gerade geschehen ist.

Grundsätzlich spielen Emotionen dabei eine große Rolle. Je stärker diese zum Ausdruck kommen, desto höher ist auch die Handlungsbereitschaft, dem Gefühl nachzugeben. Im Nachhinein wird das unreflektierte Handeln meist bereut. Schauen wir uns im Folgenden typische Konfliktsignale etwas genauer an.

11.2.2 Konflikte erkennen

Achten Sie auf Veränderungen bei Ihren Kollegen – nur wenn Sie diese kennen, können Sie ihr Verhalten einschätzen.

Wenn andere ihr Verhalten ändern, indem sie unfreundlicher, mürrisch oder gar »taub« reagieren, kann davon ausgegangen werden, dass ein Konflikt besteht. Dieses Verhalten kann sich weiter entwickeln von ironischen Bemerkungen, zur Verweigerung von Informationsweitergabe bis hin zu sabotierenden Entscheidungen. Je nachdem wie gut Sie die Person kennen, können Sie ihr Verhalten genauer einschätzen. Denn nicht immer liegt dem harschen Auftreten auch ein direkter Konflikt mit Ihnen zu Grunde. Eventuell gab es z.B. eine unschöne Diskussion mit einem Kollegen, die erst mal »verdaut« werden muss. Seien Sie in diesen Momenten einfach wachsamer und fragen sich selbst, was der auslösende Faktor für das Auftreten sein kann.

Achtung: nicht jeder Widerstand oder jedes Desinteresse birgt Konfliktpotential.

Typische Konfliktsignale (◘ Abb. 11.2) sind
- Aggressivität,
- Feindseligkeit,
- Desinteresse,
- Ablehnung,
- Widerstand,
- Uneinsichtigkeit,
- Sturheit,
- Flucht und
- überangepasstes Verhalten.

Folgende Konflikte können im Team auftreten:

Offen, latent (kalt) oder an verschobenen Schauplätzen, manifestieren sie sich auf der Sach- und/oder Beziehungsebene:

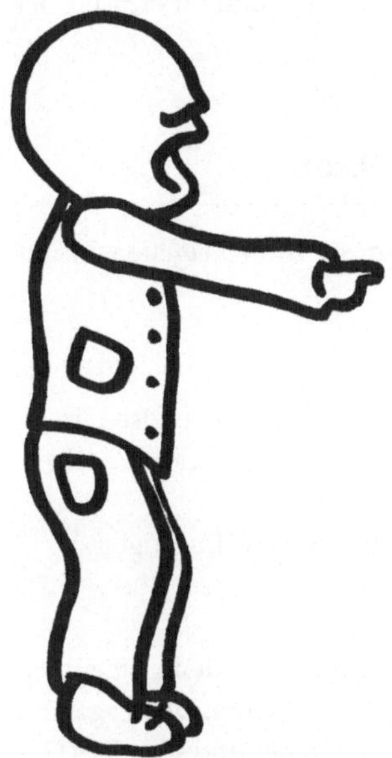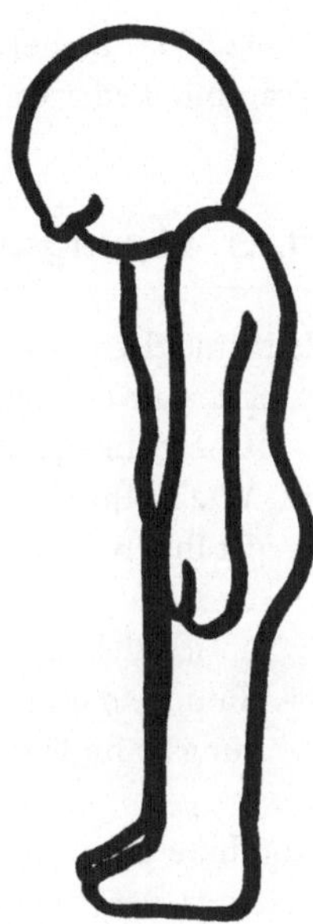

◪ Abb. 11.2 Konflikt

Bewertungskonflikt Die Teammitglieder sind untereinander uneinig über Sichtweisen/Herangehensweisen zu ein- und demselben Thema oder Auftrag.

Beurteilungskonflikt Er besteht aus der Uneinigkeit der Methode, wie eine Aufgabe oder ein Ziel zu erfüllen oder zu erreichen ist. Auch unterschiedliche Informationen, Informationsweitergabe und Informationsbearbeitung spielen hier eine wichtige Rolle.

Beziehungskonflikt Beziehungskonflikte treten immer dann auf, wenn Misstrauen, Vorurteile und Antipathien das Verhältnis beeinflussen. Diese Abläufe sind auf psycho-sozialer Ebene zu finden, durch Differenzen in der zwischenmenschlichen Beziehung, entstehen sie oft ohne erkennbaren rationalen Grund.

Rollenkonflikt Rollenkonflikte entstehen durch unterschiedliche Erwartungen bzw. Zuschreibungen von Rollen innerhalb einer Person (intrapersonal) oder von Personen (interpersonell) im Team.

Verteilungskonflikt Hier herrscht eine Diskrepanz zwischen den verfügbaren (knappen) Mitteln und den Ansprüchen der Mitarbeiter bzw. deren zusätzlicher Belastung.

Wertekonflikt Es gibt Divergenzen oder auch ein Auseinanderstreben persönlicher Werte durch unterschiedliche Glaubenssätze und Normen einer beteiligten Person gegenüber der Gruppe.

Zielkonflikt Es herrscht Uneinigkeit über Ziele und Interessen der Teammitglieder vor.

11.2.3 Lösungsansätze bei Konflikten

Beginnen Sie mit der Konfliktlösung bei Ihnen selbst. – Wie ist Ihre innere Einstellung?

Hilfsmittel zur Konfliktlösungen können Sie Ihrem eigenen Erfahrungsschatz entnehmen.

Überdenken Sie Ihre Grundhaltung:

- Wie ist Ihre innere Einstellung?
- Ist Ihnen daran gelegen, den eigentlichen Konflikt zu lösen, indem Sie konfrontationsarm diskutieren, um den anderen nicht absichtlich zu verletzen?
- Sind Sie daran interessiert, eine für beide Seiten stimmige Lösung zu finden?

Konflikte gehen mit einem unguten Gefühl einher, denn eigentlich möchte jeder in einem harmonischen Umfeld arbeiten. Doch egal um welche Konfliktsituation es sich handelt, ein offenes und sensibles Gespräch ist stets mit allen Beteiligten anzustreben. Im Idealfall wird es durch einen neutralen Moderator oder Teamleiter unterstützt.

Wenn keine Aussicht auf eine komplette Konfliktlösung besteht, sollte man einen Minimalkonsens anstreben. Das bedeutet primär, sich die Zustimmung aller Beteiligten einzuholen, das Problem überhaupt lösen zu wollen.

Wie löst man nun einen Konflikt?

Am wirkungsvollsten ist es, zuerst einmal die Beziehungen der Beteiligten zu klären. Wie stehen die Kollegen zueinander. So arbeitet man heraus, auf welcher Ebene sich der eigentliche Konflikt abspielt.

Zielführend ist es, Konflikte nicht zu verhindern, sondern richtig mit ihnen umzugehen.

Der Brennpunkt sollte dann von mehreren Seiten betrachtet und beleuchtet werden, affektive Reaktionen sollten abschwellen und Emotionen abkühlen, um sich dann gemeinsam der Problemlösung widmen zu können.

Ungelöste Widerstände müssen erkannt und ausdiskutiert werden, ansonsten treten diese immer wieder an die Oberfläche und brechen eventuell zu einem offenen Konflikt aus.

Ziel ist es, Konflikte offen und ehrlich anzusprechen. Je klarer und objektiver die Situation betrachtet und behandelt wird, desto einfacher wird man in zukünftigen Konfliktgesprächen einen fairen und konstruktiven Umgang finden.

Ein Beispiel:

Herr Teufel ist seit einiger Zeit unzufrieden, dass er jede Woche 10 Stunden als Springer zur Verfügung stehen muss, weil er ja »Single« ist. Frau Engel hingegen muss mit ihrem Kind zum Arzt, weil es über Nacht Windpocken bekommen hat. Vorausschauend ruft Frau Engel Herrn Teufel an und bittet ihn, früher in die Apotheke zu kommen. Dieser stimmt überfreundlich zu »Dafür bin ich ja da.« Am nächsten Morgen beschwert sich Herr Teufel bei seinen Kollegen, dass es Frau

Engel nicht schaffe, ihre Kinder besser zu organisieren und er immer einspringen müsse.

Hier tritt ein klassischer Beziehungskonflikt zu Tage, der sich zu einem Gruppen- oder Teamkonflikt ausbreiten kann.

1. Herr Teufel ist mit der Situation als Springer unzufrieden. Zuerst schien die Lösung, 10 flexible Stunden zu haben, ja reizvoll, doch immer mehr stört ihn diese Art der fehlenden Struktur.
2. Herr Teufel ist genervt, dass er aufgrund seiner Springer-Zeiten für Frau Engel früher aufstehen muss – nur damit diese später in die Apotheke kommen kann.
3. Herr Teufel macht seinem Ärger bei den Kollegen Luft, indem er die Qualitäten von Frau Engel in Frage stellt. Er versucht Verständnis und Parteien auf seine Seite zu ziehen.
4. Frau Engel ist froh, dass sie die Möglichkeit hat, Herrn Teufel anzurufen und ohne große Stundenplanumstellung die Apotheke voll besetzt ist.
5. Frau Engel weiß nichts über den Unmut von Herrn Teufel, da dieser sich ihr gegenüber nicht geäußert hat.
6. Frau Engel ahnt nichts von der negativen Stimmungsmache im Team gegen ihre Person, da Herr Teufel ja für solche Situationen der Ansprechpartner ist.
7. Das Team beäugt Frau Engel seltsam und lässt diese auch durch spitze Bemerkungen die ungute Stimmung spüren.

Die Frage ist: wie kann dieser Konflikt erkannt und gelöst werden?

Wahrscheinlich fühlt sich Frau Engel komisch behandelt und fragt ihre Kollegen, was los ist. Wenn sie eine faire Kollegin hat, wird diese ihr mitteilen, wie sich Herr Teufel geäußert hat. Somit liegt auf der Hand, dass der Konflikt nicht direkt zwischen Frau Engel und Herr Teufel brodelt, sondern zwischen Herrn Teufel und seiner Unzufriedenheit.

Die Situation kann durch offene Ansprache wie »Herr Teufel, sind Sie unzufrieden über Ihre 10-Stunden-Regelung?« und »Das kann ich nachvollziehen. Ohne Struktur würde meine Familienplanung auch zusammenbrechen.« empathisch und verständnisvoll entkräftet werden. Der nächste Schritt ist eine Neuregelung der Einsatzzeiten für Herrn Teufel.

So einfach ist es aber nicht immer. Nehmen wir an, die Kollegin sagt nichts und die Mauern zwischen Herrn Teufel, einigen Mitarbeitern und Frau Engel verhärten sich und die anderen Kollegen verhalten sich neutral und halten sich heraus. Was dann? In diesem Fall wäre es sinnvoll von Frau Engel den Teamleiter anzusprechen, so dass das Thema beim nächsten Teamaudit mit auf den Agendapunkt kommt, um dann mit allen Beteiligten eine moderierte, offene und zielführende Diskussion zu führen.

Sicherlich kann nicht jeder unterschwellige oder offene Konflikt in Audits besprochen werden. Wenn Sie jedoch frühzeitig Veränderungen wahrnehmen, ist es am einfachsten diese gezielt anzuspre-

Diskutieren Sie Konflikte mit allen Beteiligten – z.B. im nächsten Teamaudit.

chen. Somit kann z.B. aus einem Missverständnis, oder aus einem »sich ungerecht behandelt fühlen«, eine Lösung entwickelt werden, die dem Einzelnen und damit dem Team zu Gute kommt.

11.3 Tendenzen gegen den Teamgeist in der Apotheke

In einer hierarchisch organisierten Apotheke kann kein Team entstehen.

Ein häufiges Problemfeld in der Apotheke ist die Hierarchie. In einem idealen Team sollte die Ausbildung der Mitarbeiter egal sein. Ein Team arbeitet kollegial und auf Augenhöhe. Die Arbeits- und Kommunikationsprozessen greifen ineinander. Wenn nun ein Mitglied seine eigene Tätigkeit als wichtiger einstuft als die des Kollegen, führt dies sehr häufig zu einer Pyramide mit Rang- und Kompetenzabstufungen. Sicherlich ist eine PKA nicht befugt verschreibungspflichtige Arzneimittel abzugeben, aber was wäre der Apotheker ohne ordentlich eingeräumte Arzneien oder aufgefüllte Sichtwahlregale?

Wechseln Sie Aufgabengebiete durch – so entsteht keine Team-Müdigkeit und im Urlaubsfall bleibt keine Arbeit liegen.

Dadurch, dass bestimmte Aufgaben immer von den gleichen Mitarbeitern erledigt werden, kann sich eine Routine entwickeln, bei der sich gerne Fehler im Arbeitsablauf einschleichen. Somit stellt eine weitere Gefahr für den sicheren Ablauf in der Apotheke die »Routinierungstendenz« dar. Der Alltag wird langweilig und gleichförmig, der Spaß im Team sinkt und die Freude und Motivation, etwas anders oder besonders schön (z.B. ein Schaufenster) zu machen, sinkt. Es kommt zu einer **Team-Müdigkeit**. Vorbeugen kann man hier, in dem man sich auch in einem bestehenden Team immer wieder neu findet und die Aufgaben rotierend verrichten lässt, soweit die Qualifikation dies erlaubt. Ein weiterer Vorteil zeigt sich hier in Urlaubssituationen: wenn alle Mitarbeiter sich in den Arbeitsgebieten auskennen, ist es für den Kollegen einfacher, beruhigt in den Urlaub zu fahren und der Chef weiß auch dann, dass es trotzdem ohne größere Probleme rund läuft.

Aber Achtung: auch hier lauert eine Gefahr zu großer Gruppenkohäsion. Oftmals ist ein als »Super-Team« bezeichnetes Team in Wirklichkeit gar keines, auch wenn die Stimmung harmonisch und freundlich scheint. Grund hierfür ist eine zu große Beziehungsdichte unter den Teammitgliedern. Die Arbeitsbereiche fließen ineinander über, ohne eine konkrete Abgrenzung. Das überzogene Wir-Gefühl, zu viel Gemeinschaft, Sympathie und Hilfsbereitschaft führen leicht dazu, dass Gefühle und Reaktionen auftreten, die eine »lästige Abhängigkeit« zum Kollegen verdeutlichen. Man ist sich einfach zu nah.

Weder ein zu harmonisches Team noch ein Team ohne echte Zusammenarbeit arbeitet effektiv zusammen.

Das Gegenteil solcher Verschmelzungen ist die Aufsplitterung. Das Team teilt sich in hochkohäsive Gemeinschaften auf (engagierte und motivierte vs. bequeme und nieder motivierte Mitarbeiter). Dem Team mangelt es an echtem Zusammenhalt und gemeinsamem Teamgeist, in dem es gilt, ein Ziel zu erreichen. Das Hauptproblem hierbei besteht darin, dass die Mitarbeiter anfangen, gegeneinander oder aneinander vorbei zu arbeiten. Das Resultat ist qualitativ und quantitativ schlechte Arbeit, die sich bis hin zum Kunden auswirkt. Nicht nur die kleine Gruppe, auch einzelne Personen können auf Grund von Selbstprofilierung eine vernünftige und effektive Zusammenarbeit im Team blockieren oder sogar verhindern. Dies ist häufig sehr anstrengend, da jeder für sich arbeitet und der Informationsfluss enorm gestört wird.

Eine Gruppe ist immer so stark, wie ihr schwächstes Glied. Das bedeutet in der Apotheke konkret, dass sich das Arbeitsverhalten des Teams nach dem inkompetentesten Mitglied richtet. Die Teammitglieder sind nicht bereit, ihren Kollegen zu unterstützen und seine Fehler zu beheben. Die Folge ist, dass die Verhaltens- und Leistungsnorm des ganzen Teams sich maßgeblich durch die Leistungsschwäche des Einzelnen bestimmt. Das Ergebnis ist eine qualitativ und quantitativ schlechte Arbeit und sinkende Motivation. Diese Verschleppung ist wie ein Klotz am Bein, der die Gruppe zu keinem Team werden lässt.

Auch schaden Machtkämpfe eher, als dass sie nutzen. Gestörte Beziehungen sind oft der Grund, weshalb bestimmte Abläufe nicht so funktionieren, wie sie eigentlich sollten und von außen betrachtet dennoch stimmig scheinen.

Viele Unstimmigkeiten, Tendenzen und Verhaltensweisen der Mitarbeiter sind eher lösbar, wenn sich die Kollegen besser kennen – man bekommt schneller/häufiger eine Idee, warum der Kollege gerade so tickt, wie er tickt. Also feiern Sie gemeinsam, verbringen Sie gemeinsame Zeit auch im privaten Umfeld. Eine Grillparty? Ein Bowlingabend? Ein Fahrradausflug? Möglichkeiten sind zahlreich, steht nur noch die Frage, wie die Kollegen ihre freie Zeit verbringen wollen. Eine gemeinsam verbrachte Freizeit muss aus freien Stücken erfolgen, mit Zwangsverordnung kommt man auch hier nicht weiter.

11.4   Weitere Störfaktoren und Problemfelder

Neben den stark teambeeinflussenden Tendenzen können ebenfalls noch weitere Faktoren auftreten, die den Arbeitsalltag extrem stören können.

Allein durch folgende Faktoren sind Störungen vorprogrammiert:

- mangelndes Vertrauen untereinander und fehlender Teamidentität,
- missverständlich geäußerte Zielvorgaben und
- unklare Aufgabenverteilung,
- fehlende Offenheit und Zurückhaltung wichtiger Informationen,
- Kompetenzgerangel,
- mangelnde Konfliktbereitschaft,
- nicht gelernte Kommunikationsfähigkeit,
- mangelnde Bereitschaft, die Meinungen, Einwände und Ideen überhaupt anzuhören,
- fehlendes Interesse, Probleme zu lösen,
- Selbstkritik an der eigenen Person und im Team zu üben,
- Schwachstellen der Arbeit aufzudecken,

Merkzettel

Teamanalyse
- Eine Teamoptimierung beginnt bei einer Analyse der IST-Situation.
- Unterschiedliche Bedürfnisse, Motivationen und Ziele sind herauszufinden, um die Teamoptimierung anzugehen.
- Ein wichtiger Punkt ist, dass die Mitarbeiter überhaupt ein Team sein wollen und nicht in alten Strukturen stecken bleiben möchten.

Konflikte erkennen und lösen
- Reibungen gibt es immer wieder, unabhängig davon, wie gut das Team auch ist.
- Konflikte sind durch eine Spannungssituation, an der mehrere Parteien die voneinander abhängig sind und mit Nachdruck versuchen, scheinbar oder tatsächlich unvereinbare Handlungspläne zu verwirklichen und sich dabei ihrer Gegners bewusst sind, gekennzeichnet.
- Finden Sie heraus, auf welcher Ebene sich der eigentliche Konflikt abspielt.
- Je klarer und objektiver die Situation betrachtet und behandelt wird, desto einfacher wird es in zukünftigen Konfliktgesprächen einen fairen und konstruktiven Umgang zu finden.

Gruppendynamische Tendenzen gegen den Teamgeist in der Apotheke
- Ein Team arbeitet kollegial und auf Augenhöhe.
- Dadurch, dass bestimmte Aufgaben immer von den gleichen Mitarbeitern erledigt werden, kann sich eine Routine entwickeln, bei der sich gerne Fehler im Arbeitsablauf einschleichen.
- Oftmals ist ein als «Super-Team» bezeichnetes Team in Wirklichkeit gar keines, auch wenn die Stimmung harmonisch und freundlich scheint.
- Gestörte Beziehungen sind oft der Grund, weshalb bestimmte Abläufe nicht so funktionieren, wie sie eigentlich sollten und von außen betrachtet dennoch stimmig scheinen.

Störfaktoren und Problemfelder
- Störfaktoren können unter Umständen eine Blockade bis hin zur völligen Arbeitsunfähigkeit und totale Neustrukturierung eines Teams nach sich ziehen.
- Teamdefizite können durch gezielte Trainings ausgeglichen und durch kompetente Teamleiter stark verbessert werden.

Ergänzen Sie Ihre Punkte (◨ Abb. 11.3).

- organisatorische Voraussetzungen schaffen wie individuelle Pausenzeiten zwischen 30 und 60 min
- Öffnungszeiten, die so sein müssen, weil die Konkurrenz sie hat
- Einrichtungen, die kind- und seniorengerecht sind

Störfaktoren können unter Umständen eine Blockade bis hin zur völligen Arbeitsunfähigkeit und totale Neustrukturierung eines Teams nach sich ziehen. Folglich ist bei der Gestaltung eines Teams zu bedenken, wie das organisatorische Grundgerüst aussehen soll, wie hoch der tatsächliche Personalbedarf ist und wie optimale Voraussetzungen für eine wirtschaftlich erfolgreiche Apotheke zu gestalten sind. Teamdefizite können durch gezielte Trainings ausgeglichen und durch kompetente Teamleiter stark verbessert werden.

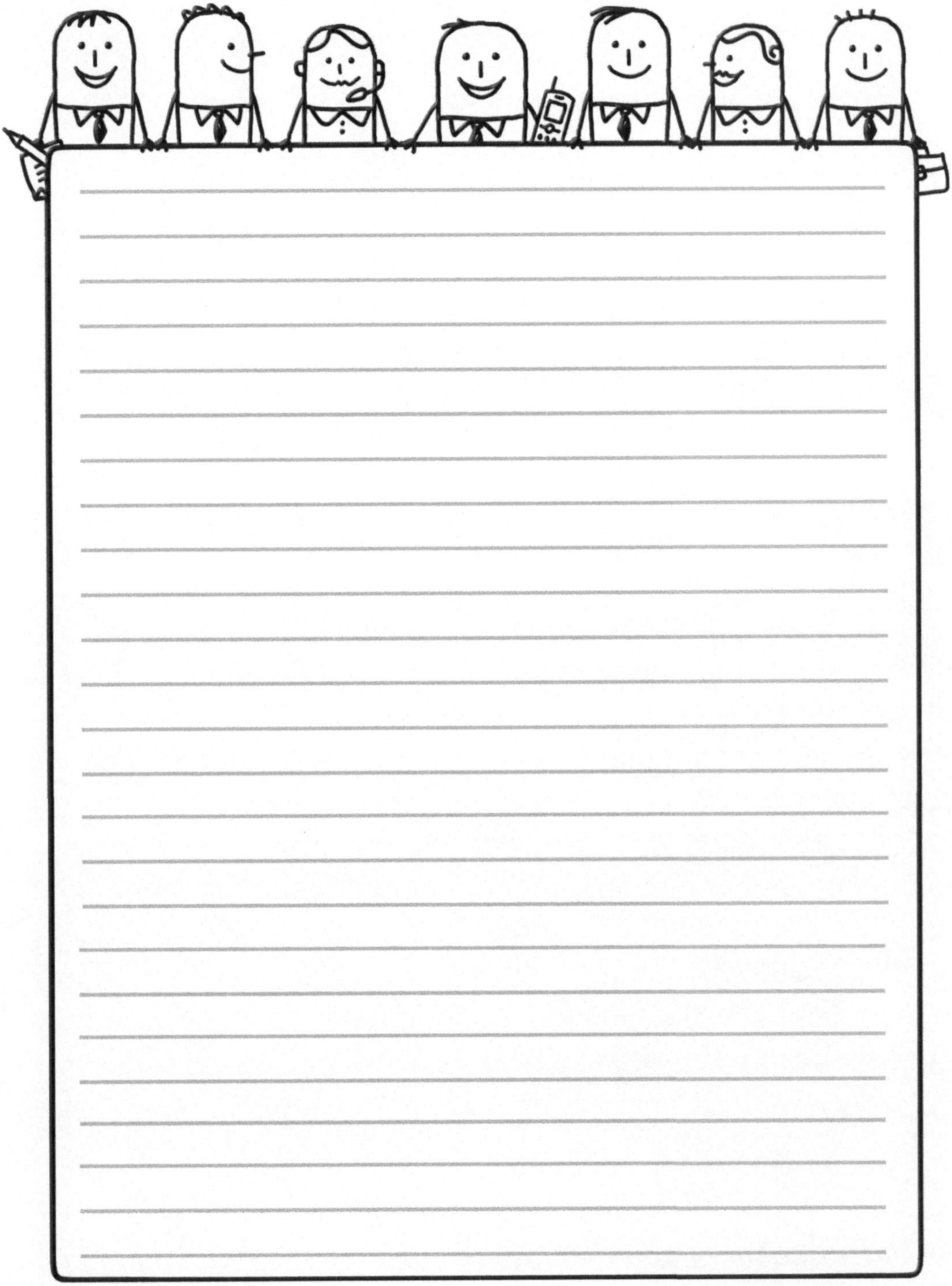

■ **Abb. 11.3** Eigene Bemerkungen

Feedback

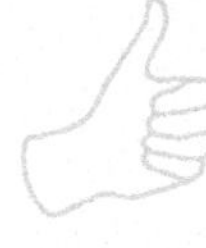

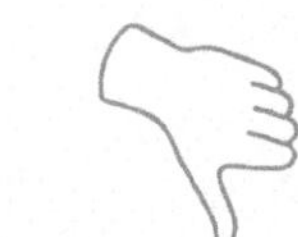

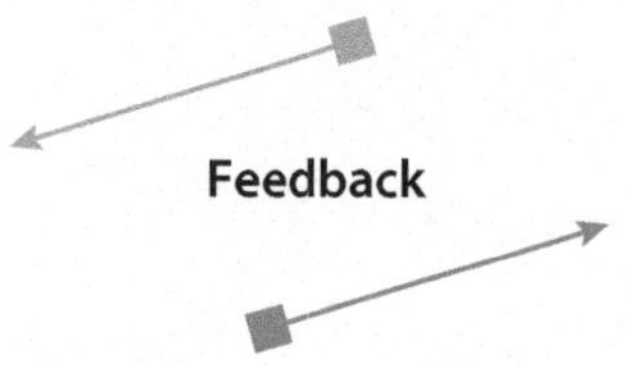

Abb. 12.1 Feedback

Abb. 12.2 Feedback ist eine Rückmeldung auf empfangene Signale

Richtig Feedback geben – mit einfachen Regeln ganz einfach.

Feedback ist hilfreich, um die Umwelt realistisch wahr zu nehmen und das Selbst- und Fremdbild abzugleichen.

12.1 Allgemeines

Was soll Feedback bewirken? Feedback stellt eine Rückmeldung über Ereignisse oder Tätigkeiten, also empfangene Signale dar (■ Abb. 12.1). Ob diese nun verbaler oder nonverbaler Natur sind, ist zweitrangig. Die Möglichkeiten, Feedback zu geben, sind sehr variabel. Von Einzelrückmeldungen, Kundenbefragungen oder bei der Personalentwicklung kann überall aktiv Feedback mit unterschiedlichen Schwerpunkten eingeholt werden. Verbales Feedback ist für eine sofortige Rückmeldung geeignet wie für Plenum oder Unterricht. Schriftliche Feedbackbögen eignen sich für eine Gesamtrückmeldung bezüglich eines Vortrages oder Seminars sowie einer anonymen Befragung, beispielsweise der Ihrer Kunden.

Allgemein soll Feedback eine Darstellung des Empfängers sein, wie er Signale aufgenommen, verwertet und verstanden hat (■ Abb. 12.2). Ob der Sender das Feedback annimmt und Schlüsse für sich zieht, ist ihm überlassen. Feedback ist im privaten, wie im beruflichen Bereich von großer Bedeutung. So kann es einen Abgleich schaffen zwischen Selbstbild, also dem Bild, das ich von mir selbst habe und dem Fremdbild, dem Bild, das andere von mir haben. Natürlich kann Feedback auch auf Situationen, Räumlichkeiten, Gefühle, etc. angewendet werden.

12.2 Wozu Feedback?

Feedback hilft, sich selbst und die Umwelt realistisch wahr zu nehmen und das Selbst- und Fremdbild abzugleichen. Das eigene Verhalten oder Auftreten kann überprüft und bei Bedarf verändert werden. Feedback bestärkt und fördert positive Verhaltensweisen und kann auf negatives Erscheinen aufmerksam machen (■ Abb. 12.3). Ferner erhöht das Feedbackgeben die Beobachtungsgabe und Urteilsfähigkeit sowie auf der anderen Seite das Üben von Zuhören ohne Rechtfertigung. Ein großer Vorteil von Feedback zeigt sich darin, dass eine Konfrontation vermieden und lediglich eine Momentaufnahme aus eigener Sicht in empfängerfreundlicher Sprache mitgeteilt wird.

12.3 Feedback geben

Wenn Sie Feedback geben, dann unmittelbar nach dem Vortrag, Seminar, Kurs, etc., denn Feedback stellt einen »Jetzt-Moment« dar.

Sprechen Sie nur in Ihrem Namen, also in der Ich-Form, was sie gesehen und gehört haben und wie es auf Sie gewirkt hat.

Beginnen Sie immer mit wohlwollenden und positiven Aspekten, erst dann mit Kritik. Packen Sie negative Mitteilungen wie bei einem Sandwich zwischen zwei positive Rückmeldungen.

Vermeiden Sie Wiederholungen, die Ihr Vorgänger eventuell schon wiedergegeben hat, denn neben konstruktiver Rückmeldung soll Feedback auch Motivation bieten.

Wichtig ist es, Wertungen zu vermeiden und Aussagen so zu formulieren, dass sie auch für Sie annehmbar wären und Ihr Gegenüber das Gesicht wahren kann. Auch Sie können in Ihrer Rückmeldung falsch liegen und sich irren!

Kritik lässt sich in kleinen Häppchen leichter verdauen, als in großen Brocken – seien Sie fair. Versuchen Sie, nicht allgemein zu sprechen, sondern machen Sie Ihre Anmerkungen an konkreten Beispielen fest. Hilfreich sind Empfehlungen, Vorschläge und Informationen an den Feedbacknehmer, die er mitnehmen kann.

Zusammenfassend sollte Feedback sein:

- beschreibend und nicht wertend,
- brauchbar/ umsetzbar,
- zeitnah,
- konkret und konstruktiv,
- annehmbar.

Abb. 12.3 »Feedback for excellence«

Feedback bezieht sich immer auf die aktuelle Situation.

12.4 Feedback nehmen

Äußern Sie eindeutig, ob und wann Sie Feedback möchten und informieren Sie Ihren Feedbackgeber genau, worüber Sie Feedback haben möchten.

Feedback ist eine Rückmeldung auf Ihre Arbeit, Ihren Vortrag oder Ihr Verhalte usw., also sehr persönlich. Auch wenn es immer heißt, dass Feedback die empfangenen Signale beschreibt und nicht die Person – haben Sie die Signale doch gesendet.

Selbst wenn es schwer fallen mag, nehmen Sie Rückmeldungen nur auf und hören Sie zu. Verteidigen und rechtfertigen Sie sich nicht – Verständnisfragen können Sie eventuell stellen.

Teilen Sie am Ende Ihrem Feedbackgeber dankend mit, ob sein Feedback produktiv, konstruktiv und brauchbar für sie war.

Und ganz wichtig: entscheiden Sie selbst, was Sie mitnehmen! Nutzen Sie Anregungen und die Chance der Rückmeldungen für Veränderung.

Erkennen Sie Feedback als Prozess an, deren Teil Sie sind und erfahren Sie etwas über Ihre Außenwirkung – was Sie sonst nicht erfahren würden. Begreifen Sie Feedback als Lernprozess!

Bei Feedback gilt: Ein großer Vorteil von Feedback zeigt sich darin, dass eine Konfrontation vermieden wird und lediglich eine Momentaufnahme aus eigener Sicht in empfängerfreundlicher Sprache mitgeteilt wird.

12.5 360°-Feedback

Unter 360°-Feedback versteht man Rückmeldungen, die nicht nur von einer Einzelperson kommen und eine Einzelperson »beurteilen«, sondern eine ganz konkrete Arbeitssituation mit Vorgesetzten, Kol-

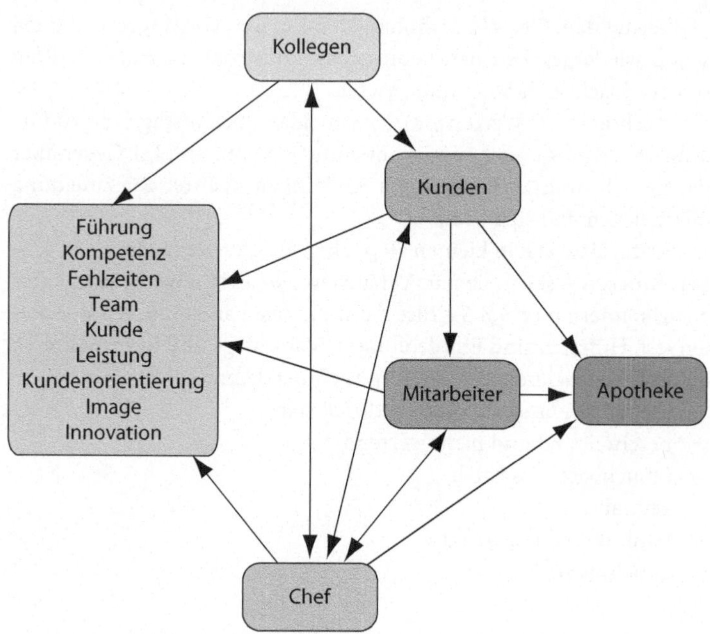

Abb. 12.4 Kernkompetenzen und deren Einflüsse auf die Steuerzentrale

legen und Kunden. Jeder kann/soll Feedback geben, um zukünftig effizienter zu agieren.

Dies wird beim Blick auf ◘ Abb. 12.4 deutlich: Kernkompetenzen (kleine Rechtecke) sind variabel verknüpft und haben unterschiedliche Einflüsse auf die Steuerzentrale (großer grauer Kasten) bezüglich der Rückmeldungen. An kleinen Rädchen kann hier gezielt gesteuert werden. Direkter Austausch besteht zwischen Kollegen/Mitarbeitern, den Kunden und dem Chef. Die Kunden erleben die Mitarbeiter und den Chef, wobei die Mitarbeiter sich als Kollegen wahrnehmen und in dieser Sicht den Kunden betrachten. Alle vernetzt unter dem Oberbegriff Apotheke.

Alle Kernkompetenzen können nun durch Feedback Einfluss auf die Steuerzentrale zu nehmen, wenn hierfür geeignete Feedbackvarianten wie die mündliche oder schriftliche Form gewählt werden.

Geeignete Feedbackvarianten für den **Kunden** sind z.B. vorgefertigte Feedbackbögen, auf denen z.B. folgendes abgefragt wird:

- bestimmte Inhalte, Themen, Aktionen,
- Erscheinen der Apotheke und der Mitarbeiter,
- Beleuchtung und Stimmung oder
- allgemeine Abläufe.

Auswertungsmöglichkeit können mit Ja/Nein, Benotung durch Schulnoten von 1 bis 6 oder einfach mit gut, mittel und schlecht angegeben werden.

Merkzettel

- Feedback gibt eine Rückmeldung über empfangene Signale.
- Allgemein soll Feedback eine Darstellung des Empfängers sein, wie er Signale aufgenommen, verwertet und verstanden hat.
- Feedback hilft, sich selbst und die Umwelt realistisch wahr zu nehmen und das Selbst- und Fremdbild abzugleichen.
- Ein großer Vorteil von Feedback zeigt sich darin, dass eine Konfrontation vermieden und lediglich eine Momentaufnahme aus eigener Sicht in empfängerfreundlicher Sprache mitgeteilt wird.
- Feedback immer unmittelbar geben, da es einen »Jetzt-Moment« darstellt.
- Packen Sie negative Mitteilungen wie ein Sandwich zwischen zwei positive Rückmeldungen.

Feedback nehmen
- Äußern Sie eindeutig, ob und wann Sie Feedback möchten und informieren Sie Ihren Feedbackgeber genau, worüber Sie Feedback haben möchten.
- Ganz wichtig: entscheiden Sie selbst, was Sie mitnehmen!

Geeignete Varianten
- 360°-Feedback für komplette Rückmeldungen, die eine konkrete Arbeitssituation betreffen vorgefertigte Feedbackbögen für Kunden

Fassen Sie Ihre eigenen Bemerkungen zusammen (Abb. 12.5).

Teamkollegen können in Audits verbales Feedback geben, aber auch allgemeine Feedbackbögen zur internen Evaluierung sind möglich. Sinnvolle Beurteilungskriterien mit der jeweiligen Zielsetzung müssen vorher genau geklärt und formuliert sein. Ihren Einfällen sind keine Grenzen gesetzt.

Bedenken Sie noch, dass die Form der Befragung den Beteiligten gerecht sein muss; keine endlosen Listen oder zu persönliche Einforderungen an Information. Ein fairer und offener Umgang aller Beteiligten ist Grundvoraussetzung – veröffentlich Sie doch in angemessener Weise die Umfrageergebnisse für Ihre Kunden. Das erhöht den Reiz, weiterhin seine Meinung zu äußern.

Zielsetzungen für diese Art des umfassenden Betriebsfeedback sind u.a. die Inhalte der Steuerzentrale wie eine objektivere und umfassendere Beurteilung von Dienstleistungen, Image und Innovation. Die unternehmensinterne Zusammenarbeit (=Teamarbeit) wird gefördert, der Austausch erhöht und das Ergebnis sollte erhöhte Zufriedenheit (=mehr Umsatz) durch Kunden, Kollegen und des Chefs ergeben.

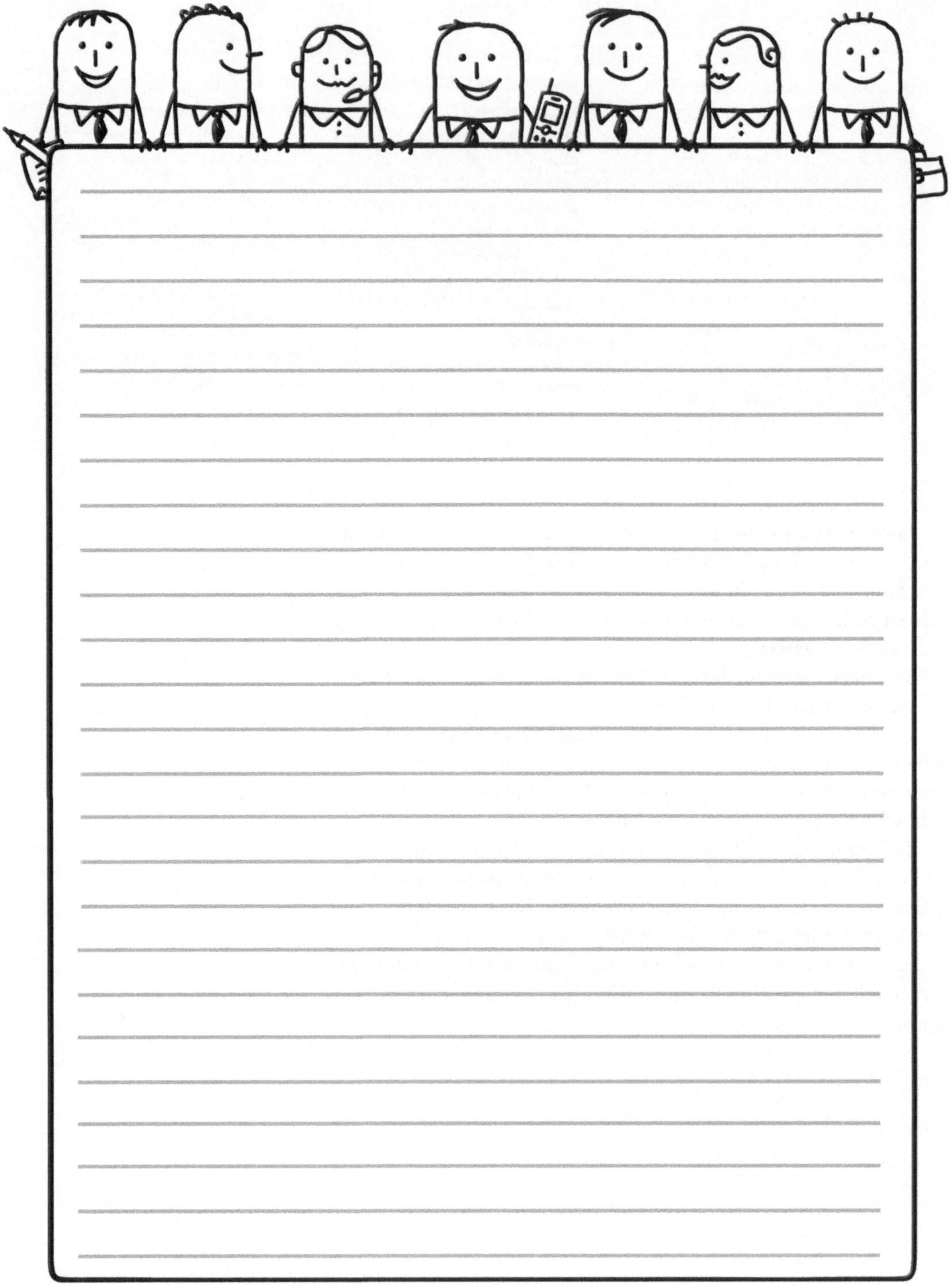

Abb. 12.5 Eigene Bemerkungen

Externe Kommunikation

Kundenansprache und Beratung

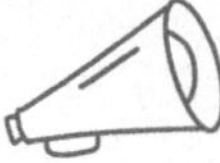

Der Kunde soll im Mittelpunkt stehen.

13.1 Einleitung

Viele Apotheken investieren nicht oder nur unzureichend in ihren Service (Abb. 13.1). Dabei sind gerade der Service und der Umgang mit dem Kunden ausschlaggebend, ob der Kunde sich wohl fühlt und Einkäufe tätigt. Es ist leicht nachzuvollziehen, dass Verkaufszahlen und Personalkosten übersichtliche und messbare Kriterien darstellen, doch darf bei der Rechnung die entgangene Chance einen Kunden zu gewinnen oder diesen für einen Zusatzverkauf ausführlich informiert zu haben, nicht unberücksichtigt bleiben. Neue Kunden zu gewinnen und zu behalten ist mit weitaus mehr Anstrengungen verbunden, als bestehende Kunden zu halten. Ihr Kunde sollte deshalb stets im Mittelpunkt stehen.

13.1.1 Sie- und Ich-Form

Das erreichen Sie durch gezielte Ansprache in der Sie-Form. Kommen Sie also von der Ich-Sprache zur käuferfreundlichen Sie-Ansprache. Ganz einfach gelingt das, wenn klassische Ich-Sätze in Sie-Sätze umformuliert werden. Das bestehende Angebot wird gleichfalls kundenfreundlich präsentiert und beinhaltet die Vorteile, dass zum einen die Kaufbereitschaft erhöht wird und zum anderen für den Kunden die Möglichkeit besteht, selbst aktiv zu werden.

Beispiele
- **Ich** gebe Ihnen 3% Kundenrabatt.
  Besser: **Sie** erhalten mit unserer Kundenkarte 3% Nachlass.

13.1.2 Eingefahrene Kommunikationsmuster

Häufig sind es eingefahrene Kommunikationsmuster, die dazu führen, dass es Ihnen im Team wahrscheinlich schon gar nicht mehr auffällt, wie Sie den Kunden ansprechen. Hier besteht der Bedarf nach Veränderung:

Um eingefahrene Muster in der Kommunikation zu ändern, bedarf es den Willen, etwas ändern zu wollen, und stetige Übung.

Unterstützen Sie sich im Team, indem Sie gegenseitig auf die Formulierungen der Kollegin achten – ohne zu tadeln: »Du hast schon wieder....«.

Wenn Sie selbst etwas mehr auf Ihre Rhetorik achten, werden Ihnen diese Formen der Ansprachen sehr schnell auffallen. Sie werden feststellen, dass es Spaß machen kann, professionelles Verkaufen zu üben und zu praktizieren.

13.1.3 Wortkombinationen für die direkte Kundenansprache

In der direkten Kundenansprache empfehlen sich Wortkombinationen, die freundlich klingen und dem Kunden Ihre Verkaufsargumente überzeugend erscheinen lassen, so genannte verbal zum Ausdruck gebrachten Vorteile.

Hier einige positive Wortkombinationen, die dem Kunden einen verbalen Vorteil schaffen:

Das Produkt...

- ... ermöglicht Ihnen....
- ... unterstützt Sie...
- ... verschafft Ihnen....
- ... erinnert Sie....
- ... sichert Ihnen....

Ideal ergänzt mit Adjektiven wie:

- schnell,
- zügig,
- sofort,
- rapide,
- sicher,
- zuverlässig,
- garantiert, ... fast unschlagbar als Argument.

13.2 Allgemeines zur Kundenansprache

13.2.1 Betreten der Apotheke durch den Kunden

Egal, ob Montagmorgen oder Donnerstagnachmittag: Ihr Kunde betritt die Apotheke und Ihre Aufgabe ist es, ihn zur Kenntnis zu nehmen.

Sollten Sie in einem Beratungsgespräch sein, zeigen Sie durch Blickkontakt, dass Sie sein Eintreten bemerkt haben oder begrüßen Sie ihn kurz namentlich, wenn dass das aktuelle Beratungsgespräch nicht stört.

Nebenbei: Ihr Kunde trifft in den ersten drei Sekunden einer Begegnung die Entscheidung, ob ihm sein Gegenüber sympathisch ist, oder eher nicht. Und für den ersten Eindruck gibt es keine zweite Chance!

Oberstes Ziel muss es sein, dass der Kunde sich mit dem ersten Schritt in »Ihre« Apotheke wohlfühlt und wieder kommt.

13.2.2 Begrüßung

Ist Ihr Kunde nun an der Reihe, folgt die offizielle Begrüßung; im Idealfall mit Namen. Die persönliche Begrüßung ist für die Kundenbindung von entscheidender Bedeutung. Kommt der Kunde sich beim 5. oder 6. Betreten Ihrer Apotheke immer noch wie Laufkundschaft vor, so wird er keine persönliche Bindung entwickeln. Wenn Sie ihn hingegen individuell und sogar namentlich begrüßen, fühlt er sich schon fast wie zu Hause.

Den Namen des Kunden können Sie seinem Rezept entnehmen oder seiner Kreditkarte, wenn er mit dieser bezahlt. Auch können Sie den Kunden direkt nach seinem Namen fragen und beispielsweise sagen: »Jetzt kommen Sie so regelmäßig in unsere Apotheke und dabei weiß ich Ihren Namen gar nicht. Ich bin Frau Engel – herzlich willkommen!«

Somit kennt der Kunde nun auch Ihren Namen. Doch welche Möglichkeiten bieten sich ihm noch an, um Ihren Namen zu erfahren, ohne direkt nachfragen zu müssen? Hier haben Sie die Möglichkeit, z.B. in Form eines Namensschildes oder der Anzeige an der Kasse. Auch auf dem Kassenbon sollte Ihr Name stehen.

13.3   Allgemeines zur Beratung

Beginnen Sie die Bedarfs-/Bedürfnisermittlung des Kunden mit dem Goldstandard, dem Gesprächsangebot:

- Für wen ist das Arzneimittel?
- Welche Symptome sind vorhanden?
- Gibt es Fragen zur Anwendung oder sind Erfahrungen vorhanden?
- Lagerung?
- Haltbarkeit?
- Ist nur der Kunde selbst betroffen, oder die ganze Familie?
- Waren Sie deswegen schon beim Arzt?

Schauen Sie bei der ABDA nach den Gesprächsleitfäden – sie erleichtern Ihnen die Arbeit.

Die ABDA bietet hierzu unterschiedlichste Gesprächsleitfäden an, um die pharmazeutische Qualität eines Beratungsgespräches abzusichern.

Aber Achtung: bei all den Fragen sollte sich der Kunde nicht ausgefragt vorkommen – begründen Sie, warum Sie fragen: um optimal zu beraten, um das optimale Präparat empfehlen zu können, usw.

Ergründen Sie Problemfelder, die sich beim Kunden auftun könnten und begegnen Sie Einwänden offen und praxisgerecht.

Ein Beispiel wäre, wenn ein Medikament nach Rückfragen nicht das Mittel der Wahl ist. Dann stimmen Sie Ihrem Kunden zu und bieten Sie ein bis zwei Alternativen an. Berücksichtigen Sie immer, dass Informationen zu Arzneimittelgruppen und dem Arzneimittel direkt mit erläutert werden sollten.

Sprechen Sie dabei in kurzen Sätzen und vermeiden Sie Fachwörter. Falls sich dennoch ein Fremdwort einschleicht, erläutern Sie die Bedeutung. Sprechen Sie mit klaren Worten. Verwenden Sie z.B. anstelle von »Applikation« Anwendung, anstelle von »Indikationsgebiet« Anwendungsgebiet und – auch sehr gut für Missverständnisse geeignet – »Drogen« Arzneipflanzen, usw.

Wenn der Kunde die Wahl hat, fühlt er sich autonom. Dies erreichen Sie, indem Sie ihm maximal zwei Produkte vorstellen, um ihn nicht zu überfordern. Zudem stellen Sie ihm Ihre Erfahrung und Ihr Wissen für die Vorauswahl zur Verfügung.

Ihre Beratungsziele sind eine gute Compliance und die Zufriedenheit des Kunden. Das erreichen Sie am besten durch klare, strukturierte und einfache Anweisungen, was Einnahmedauer, die Häufigkeit und den Zeitpunkt der Einnahme, sowie die Besonderheiten betrifft.

Zeigen Sie Ihrem Kunden die Vorteile und den Nutzen des Präparates auf, also den Mehrwert, den der Kunde sich gönnt, wenn er sich für dieses anstelle jenes Produktes entscheidet. Kein Ort ist besser geeignet, den Mehrwert in der Gesundheit zu vermitteln, als die Apotheke. Hier ist es wichtig, die Alleinstellungsmerkmale und die Eigenschaften der Präparate zu kennen, um diese auch von den Mitbewerbern abgrenzen zu können.

Eventuell haben Sie auch einheitliche Empfehlungspakete im Team erstellt, nach deren Vorgaben Sie empfehlen. Sie in Ihrer Apotheke haben die Kompetenz, durch unterschiedliche Ausbildungsniveaus, Wissen und Erfahrung die Vorteile dem Kunden so darzustellen, dass sie sich am Kundenwunsch orientieren. Kurz, prägnant und verständlich können Sie Ihre Produktauswahl (und damit sind auch qualitativ hochwertige Produkte gemeint) auch durch eigene Erfahrung Ihrem Gegenüber erläutern und diesen überzeugen. Bieten Sie schon allein durch Zusatzempfehlungen einen Mehrwert.

Bedenken Sie, dass alle Aussagen, die Sie treffen, stimmig sein müssen. Wenn Ihnen eine Information fehlt, so ist das nicht tragisch. Fragen Sie kurzerhand Ihren Kollegen oder versichern Sie dem Kunden, sich um die Information zu kümmern und sie ihm zukommen zu lassen. Besprechen Sie, ob Sie die Information telefonisch nachreichen, per Email senden oder beim nächsten Besuch mitteilen. Klären Sie diesen Punkt und übergehen Sie die Wissenslücke nicht – das wirkt inkompetent.

Das Sortiment einer Apotheke kann niemals alle Präparate vorrätig haben, auch beim schönsten und größten Kommissionierautomaten nicht. Bestellungen sind daher an der Tagesordnung. Teilen Sie Ihrem Kunden mit, dass das verordnete Medikament oder die gewünschte Tagescreme im Moment nicht am Lager ist, aber binnen 3–4 Stunden besorgt werden kann. So hat der Kunde oder die Kundin die Möglichkeit, es später abzuholen oder am nächsten Tag, wenn er oder sie wieder in der Gegend ist. Werden die Lippen des Kunden schmal, können Sie davon ausgehen, dass etwas stört. Fragen Sie nach und bieten ggf. an, das Präparat auch direkt nach Hause zu liefern, um einen zweiten Weg zu vermeiden – Kundenservice!

Haben Sie nun alle wichtigen Fragen bezüglich des Medikaments sowie eventueller Bestellung und Lieferung geklärt, machen Sie Ihren Kunden auf Angebote und Zusatzverkäufe aufmerksam. Ansatzpunk-

> **Die Beratungsziele sind die Kundenzufriedenheit und eine gute Compliance.**

> **Binden Sie Ihre Kunden durch kompetente Beratung, individuelle Ansprache und Boni.**

te für Zusatzverkäufe können die benötigten Medikamente, die Jahreszeit, die nötige Menge für eine ausreichende Behandlung oder die eigene Erfahrung sein. Manchmal werden im »Eifer des Gefechts« Sonderaktionen oder Rabatte übersehen. Versuchen Sie sich zu merken, ob Ihr Kunde positiv auf den Hinweis reagiert oder eher nicht. Dementsprechend können Sie beim nächsten Beratungsgespräch wieder auf eine Aktion verweisen oder eher nicht – ganz dem Kunden entsprechend.

Durch individuelle zur Kenntnisnahme der Kunden, Versprechen, die eingehalten werden, nützliche Hinweise sowie gezielt verwendete Boni – um nur einige Punkte zu nennen – schaffen Sie eine Verbindlichkeit. Dies führt dazu, dass Ihr Kunde gerne wieder zu Ihnen kommt, weil er einen Gewinn für sich verbucht: eine gute und ehrliche Beratung sowie einen finanziellen Vorteil.

13.3.1 Verabschiedung

Wenn keine weiteren Fragen bestehen, können Sie den Kunden verabschieden. Wenn Sie seinen Namen kennen, unbedingt mit Namen, evtl. Händedruck (und bitte nicht nur lasch die Hand hinhalten. Ein kurzer, kräftiger Druck mit gerader Handhaltung). Schauen Sie Ihrem Kunden dabei in die Augen, blinzeln vielleicht noch einmal kurz und wünschen einen schönen Tag, ein schönes Wochenende,… und auf Wiedersehen.

Das klingt ja alles recht schön, aber auch recht oberflächlich. In den kommenden Kapiteln wird aufbauend erklärt, wie Kommunikation funktioniert und wie sie am besten angewendet wird: Wie sach- und fachgerecht beraten und verkauft werden kann und wie gute Beratung am Telefon funktioniert.

13.4   Beratung konkret

Beratung in der Apotheke bedeutet mit dem Kunden ein strukturiertes Gespräch zur Ermittlung von Bedarf und den Bedürfnissen des Kunden unter Beachtung der empfohlenen Leitlinien der ABDA durchzuführen. Das Gespräch hat das Ziel zu analysieren und dem Gegenüber in helfender Absicht eine Lösung in Form eines bspw. freiverkäuflichen Arzneimittels zu empfehlen.

Im Klartext bedeutet das:

- das Gespräch vorbereiten
- den Kontakt herstellen
- das Fachgespräch führen
- das Produkt präsentieren
- den Preis vermitteln
- den Verkauf abschließen
- den eigenen Erfolg steigern

Egal in welchem Metier Sie arbeiten: bevor Sie Ihren Kunden ansprechen, gehört es dazu, dass Sie sich über den Markt, Wettbewerb, Kunden und andere Dienstleister gut informieren – und dabei den Kunden fest im Blick behalten.

Da Sie Ihren Kunden als Stammkunden gewinnen oder halten möchten, ist es ratsam zu wissen, was die Konkurrenz macht. Doch bedenken Sie dabei immer, dass Preise zwar schnell angepasst sind, echte Qualität sich aber meist über einen langen Zeitraum hält.

Bei der Ansprache Ihres Kunden geht es folglich um individuelle, kundenbezogene Beratung. Setzen Sie sich im Team damit auseinander, welche Ziele für Ihre Kunden und auch für Sie und Ihr Team wichtig sind. Überlegen Sie, wie Sie durch Verkaufsaktionen und Zusatzmaterial Anker setzen können, um damit einen Anreiz zu schaffen, wieder zu kommen.

Bedenken Sie dabei, dass der Kunde meist Laie in Gesundheitsfragen ist und oft seinen Bedarf und die Sortimente bzw. die neuen Präparate nicht kennt. Daher verlangt er häufig nach ihm bekannten Produkten – eine Möglichkeit, einzuhaken.

Da Ihr Kunde nicht wie Sie auf indikationsbezogenes Fachwissen zurückgreifen kann, ist er auf Ihre ehrlichen Informationen und Beratung angewiesen. Am besten funktioniert das, wenn Sie sich klar und deutlich ausdrücken. Vermeiden Sie Füllwörter wie »ääh, ähm,…« das wirkt häufig nach Inhalten suchend, die Sie doch eigentlich parat haben (sollten).

Gut verkaufen können Sie, wenn Sie Ihrem Kunden die Wünsche sozusagen von den Augen ablesen, ihm also nicht Produkte empfehlen, die bei Ihnen im Vordergrund stehen, sondern die, die das Interesse, den Bedarf des Kunden wecken und decken.

Geben Sie den Informationen eine Wertigkeit, die es dem Kunden erlaubt, wichtige Informationen von unwichtigen zu unterscheiden. Dadurch zeichnen Sie sich als Profi mit Fachwissen aus. Auch zeigt sich kommunikative Kompetenz durch aktives Zuhören. Das bedeutet, nachzufragen und Zeit und Raum zu lassen, um den Kunden nachdenken und eigene Fragen stellen zu lassen.

Schauen Sie ihm dabei in die Augen. Am Blick des Kunden erkennen Sie am ehesten, ob er Interesse zeigt. Überrumpeln Sie Ihren Kunden nicht und reden Sie nicht ohne Punkt und Komma auf ihn ein. Versuchen Sie, sich gezielt in ihn hineinzuversetzen. Schauen Sie seine Reaktionen an.

- Kann er Ihnen noch folgen?
- Versteht er, was Sie ihm erzählen?
- Kräuselt er die Stirn und würde gerne eine Frage stellen?

Wenn möglich, nehmen Sie sich die nötige Zeit. Manchmal ist die Zeit sehr knapp bemessen, bei ihrem Kunden, wie auch bei Ihnen in der Apotheke. Beenden Sie also das Beratungsgespräch, wenn Sie bemerken, dass der Kunde auf die Uhr schaut und zappelig wird. Wenn der Kunde keine Zeit mehr in das Beratungsgespräch investieren möchte,

Gut informiert über Wettbewerber, Kunden und Dienstleister haben Sie einen Vorteil in der Beratung.

Bringen Sie Ihr Fachwissen in das Verkaufsgespräch mit ein.

Zusammengefasst setzt sich gute Beratung aus fachlicher, psychologischer und kommunikativer Kompetenz zusammen. Das bedeutet, dass Sie die Eigenschaften der Arzneimittel kennen und nun den Nutzen dieser Ihrem Kunden verdeutlichen müssen.

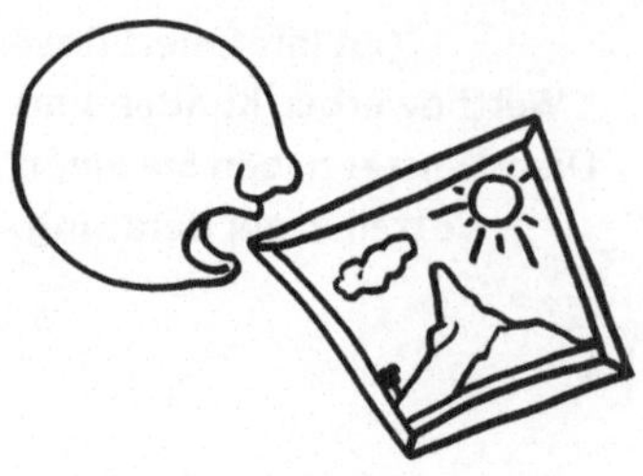

Abb. 13.2 In Bildern sprechen

dann werden Sie auch keinen Erfolg haben, unterstützende Angebote zu verkaufen.

Am einfachsten gelingt gute Beratung, wenn man im Verkaufsgespräch Motive entwickelt – also Situationen für den Kunden darstellt, in denen er sich sieht und den Nutzen für sich selbst erkennt. Arbeiten Sie für ihn die Alleinstellungsmerkmale heraus und »drehen« Sie für Ihren Kunden einen Film. Stellen Sie ihm eine konkrete Situation in Bildern dar, was und wie es sein wird, wenn der Kunde das Produkt anwendet (**Abb. 13.2**).

Nur wenn Sie selbst von einem Produkt überzeugt sind, können Sie auch Ihren Kunden überzeugen!

Um nun auch noch den eigenen Erfolg zu steigern, denken Sie stets daran, dass der wichtigste Kunde derjenige ist, der Ihnen gerade gegenüber steht. Zeigen Sie Engagement und Interesse für ihn. Wenn Sie an Ihrem Gegenüber interessiert sind, wird dieser sich wertgeschätzt und willkommen fühlen. Mit einer offenen, freundlichen und fröhlichen Art ist es einfacher, dem Kunden ein Lächeln zu entlocken und ihn als möglichen Stammkunden zu gewinnen. Wenn Sie empathisch auf Ihren Kunden eingehen können, haben Sie schon fast gewonnen, denn dann ist der Weg zu einer positiven Beziehung meist auch nicht mehr weit. Ferner können über eine positive Beziehungsebene die sachlichen Informationen leichter transportiert werden. Also seien Sie selbstbewusst – Sie sind das Gesicht der Apotheke für Ihren Kunden!

13.5   Berater-Identitäten

An dieser Stelle beschäftigen wir uns mit der Berater-Identität und der Haltung und Einstellung von Beratertypen.

Können Sie sich einschätzen? Welcher Beratertyp sind Sie? Der Kämpfer, der Alleskönner, der Erfahrene, der Abgenutzte, der Helfer – oder lassen Sie sich nicht einordnen?

Die folgenden Begriffe geben an sich schon Auskunft über das Auftreten, Verhalten und Kommunikationsgeschick des jeweiligen Beraters.

Sicherlich kann nicht exakt und immer in diese Typen unterteilt werden, dennoch kann sich jeder Berater in dem einen oder anderen Typus mehr oder weniger wieder erkennen.

■ **Typen und Eigenschaften von Beratern**

Der Kämpfer Der Kämpfer setzt sich stark für seinen Kunden ein und nimmt seine Aufgabe sehr ernst. Für ihn steht der Kunde im Mittelpunkt. Er ist innovativ, intelligent und fachlich hoch versiert.

Er kämpft regelrecht um die Verwendung bestimmter Präparate, weil er von ihnen voll und ganz überzeugt ist.

Der Alleskönner Der Alleskönner steckt sein Revier ab und vereinnahmt den Kunden voll und ganz. Er hat weniger oder mehr Berufserfahrung, ist aber sehr eigenmotiviert und von sich überzeugt. Er fragt selten Kollegen und regelt am liebsten alles selbst.

Der Erfahrene Der Erfahrene, meist etwas ältere Kollege, hat die Ruhe weg. Er weiß auf jedes Zipperlein einen Rat und ein Medikament. Nichts kann ihn so leicht aus der Ruhe bringen, da er auf einen großen Erfahrungsschatz blickt.

Der Abgenutzte Der Abgenutzte arbeitet schon Jahre (Jahrzehnte) in der Apotheke und verfügt über durchaus profundes Fachwissen und großen Erfahrungsschatz. Im Laufe der Zeit hat sich der Enthusiasmus allerdings gelegt und so wird der Kunde zwar nach bestem Wissen und Gedenken beraten, doch die Innovation und Cross-Selling-Bestrebungen liegen bei ihm (schon lange) nicht mehr vor.

Der Helfer Der Helfer ist um seinen Kunden sehr bemüht, auch wenn der Zwiespalt zwischen Zeitaufwand und eigentlichem Nutzen relativ ist. Für den Helfer steht der Kunde im Vordergrund, so werden von ihm auch des Öfteren (kostenfreie) Hausmittel empfohlen.

Die Eigenschaften aller Beratertypen sind etwas überspitzt formuliert. Dennoch fallen bei jedem einzelnen starke Defizite auf.

Überlegen Sie einmal für sich selbst, wie Sie auftreten wollen und wie Sie vom Kunden wahrgenommen werden wollen.

Wenn Sie sich selbst sehen und analysieren wollen, sind Videoaufnahmen ein gutes Mittel. Anhand von Videoaufnahmen können die Wahrnehmungen verfeinert und analysiert werden. Verstecken Sie eine Videokamera im Freiwahlbereich und nehmen Sie alle Mitarbeiter des Teams bei einem Beratungsgespräch auf (natürlich nur mit Rücksprache und deren Erlaubnis).

Setzen Sie die Analyse der Videoauswertung als Agendapunkt in einem Audit auf die Tagesordnung und achten Sie auf das Eigenbild, welches der Kollege darstellt und Fremdeinschätzung, die als Feedback gegeben werden kann.

Keine Sorge, wenn Ihnen spontan nicht gefällt, was Sie sehen, ist das nicht dramatisch – es gefällt den wenigstens beim ersten Mal. Hier ist es sinnvoll, im Team positives Feedback zu geben und Verbesserungsoptionen auszuprobieren oder gar aufzuschreiben.

Wenn Sie auf diese Art an sich arbeiten, können Sie Veränderungen in Gestik, Mimik, Haltung, Körpersprache und Wirkung auf Ihr Gegenüber auszuprobieren.

Merkzettel

Kunde und Kommunikation

- Ihr Kunde sollte stets im Mittelpunkt stehen.
- Eingefahrene Muster in der Kommunikation zu ändern bedeutet den Willen, etwas ändern zu wollen, und stetige Übung.
- In der direkten Kundenansprache empfehlen sich Wortkombinationen, die freundlich klingen und dem Kunden Ihre Verkaufsargumente überzeugend erscheinen lassen.

Allgemeines zur Kundenansprache

- Ihr Kunde betritt die Apotheke und Ihre Aufgabe ist es, ihn zur Kenntnis zu nehmen.

- Ergründen Sie Problemfelder, die sich beim Kunden auftun könnten und begegnen Sie Einwänden offen und praxisgerecht.
- Wenn der Kunde die Wahl hat, fühlt er sich autonom.
- Kein Ort ist besser geeignet, den Mehrwert in der Gesundheit zu vermitteln, als die Apotheke.

Beratung

- Bevor Sie Ihren Kunden ansprechen, gehört es dazu – und dabei den Kunden fest im Blick behalten.
- Bedenken Sie, dass der Kunde meist Laie in Gesundheit ist und oft seinen Bedarf und die

Sortimente bzw. die neuen Präparate nicht kennt.
- Geben Sie den Informationen eine Wertigkeit, die es dem Kunden erlaubt, wichtige Informationen von unwichtigen zu unterscheiden.
- Stellen Sie Ihrem Kunden eine konkrete Situation in Bildern dar, was und wie es sein wird, wenn er das Produkt anwendet.

Tragen Sie Ihre eigenen Bemerkungen zusammen (◨ Abb. 13.3).

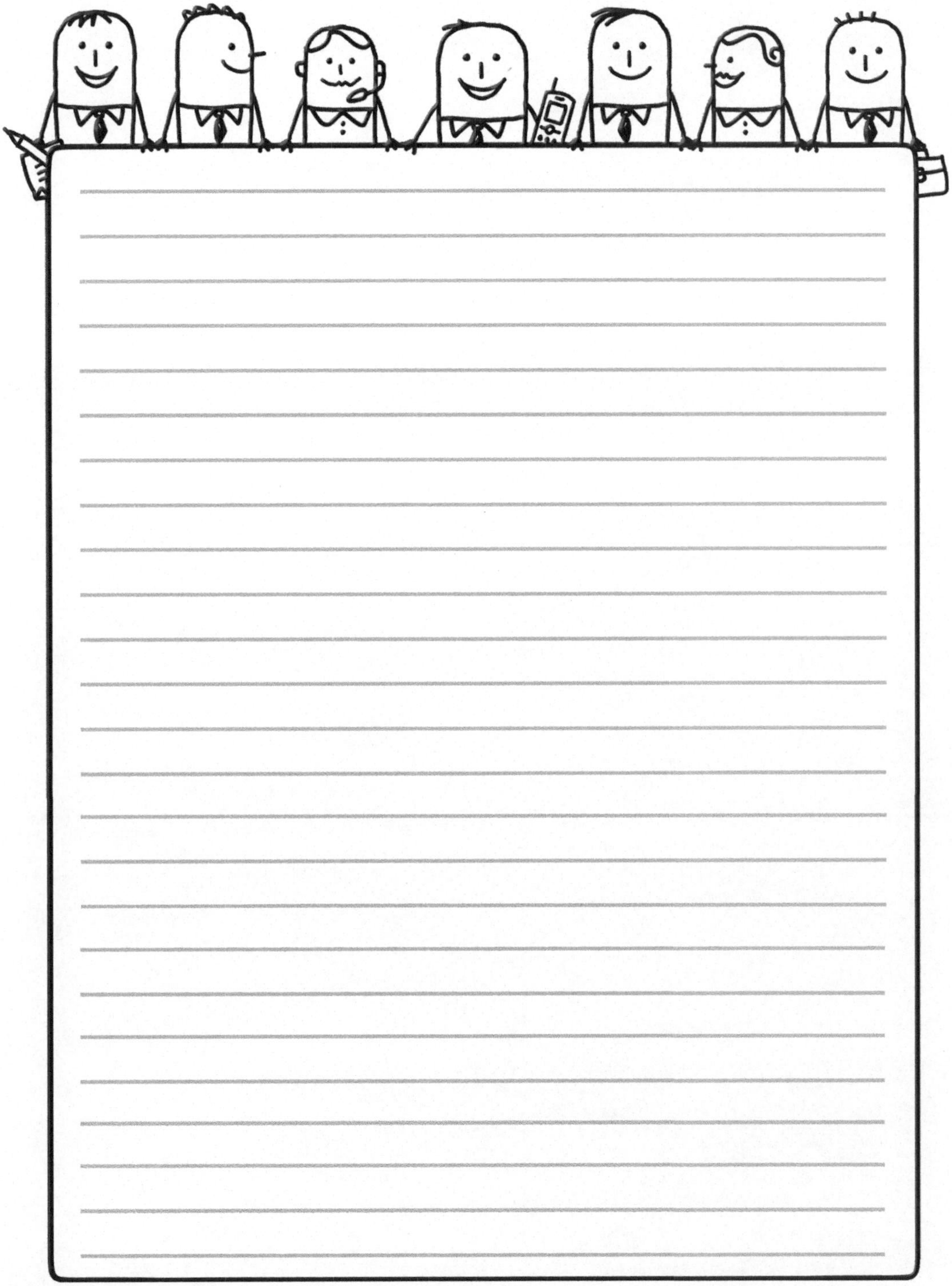

Abb. 13.3 Eigene Bemerkungen

Kundentypen

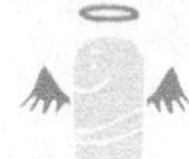

◘ Abb. 14.1 Kundentypen

14.1   Modelle zur Kundentypeneinteilung

Auch für die Beschreibung von Kundentypen gibt es die unterschiedlichsten Klassifizierungen (◘ Abb. 14.1). Je nachdem welches Modell Sie verwenden, können Kunden in vier bis fünf Typen unterteilt werden. Beispielsweise in rote, gelbe, grüne und blaue Kunden.

Eventuell sind Ihnen die farbigen Unterteilungen schon einmal begegnet. Sie stehen für die Eigenschaften von bestimmten Typen, hier Ihren Kunden:

- **Rote Typen** stehen für entschlossene und willensstarke Menschen, die sachorientiert und zielgerichtet agieren. Häufig haben sie wenig Zeit und wirken sehr fordernd. So kann der Typ Kunde in Ihre Apotheke kommen und in einem fordernden Ton sagen: »Geben Sie mir ein Nasenspray, damit ich wieder Luft bekomme.« Ihren Hinweis zur begrenzten Anwendungsdauer nimmt er mit einem »Jaja« zur Kenntnis, bezahlt und geht wieder.
- **Gelbe Kundentypen** treten offen und enthusiastisch auf. Sie sind umgänglich im Umgang, dabei redegewandt und sehr überzeugend. Ein »gelber Kunde« ist Neuerungen und Innovationen gegenüber offen. Wenn Sie ihm neben seinem Medikamentenwunsch ein gleichwertiges, neuwertiges, neu auf dem Markt erschienenes Medikament anbieten, kann es sehr gut sein, dass der Kunde Ihr Angebot annimmt und es ausprobiert.
- **Grüne Typen** wirken entspannt und geduldig. Sie sind mitfühlend und ermutigend. Grüne Kunden sind häufig Stammkunden, da sie sich gerne in gewohnter Umgebung aufhalten. Für sie sind Referenzen und Sicherheit von hohem Wert.
- **Blaue Typen** sind in ihrer Grundeinstellung eher vorsichtig. Sie hinterfragen und argumentieren formal und präzise. Auf ihr Gegenüber wirken sie eher besonnen. Kommunizieren Sie mit ihnen idealerweise mit ruhiger und langsamer Stimme. Neben der Medikamentenempfehlung ist dieser Typ auch dankbar für umfangreiches Informationsmaterial.

Das zweite Modell, welches wir Ihnen hier vorstellen, ist von Professor Werner Correll. Er zeigt den Bezug zum realen Kunden sehr anschaulich und unterteilt die Kunden in Typen mit eigenen Motiven und Strategien (◘ Tab. 14.1).

Die in ◘ Tab. 14.1 aufgeführten Typen schauen wir uns genauer an (◘ Abb. 14.2):

Das Großmaul Er braucht soziale Anerkennung, wirkt auffällig modisch und kommuniziert sehr Ich-betont und laut. Sein Verhalten ist initiativ und wortführend. Seine Hobbies sind extravagant und die Lebenseinstellung ist (naiv) optimistisch.

Der Ängstliche Er braucht Sicherheit und Geborgenheit. Er wirkt konservativ und bieder, kommuniziert bescheiden und leise. Sein

Tab. 14.1 Analyse der Motivationstypen nach Prof. Werner Correll		
Typus	**Seine Eigenschaft**	**Ihre Motivationsstrategie: Der Kunde braucht....**
Das Großmaul	»Ich weiß schon alles.«	… Prestigeargumente und Exklusivität.
Der Ängstliche	»Funktioniert das auch wirklich?«	…Funktionalität und Sicherheitsaspekte.
Das Herdentier	»Wir brauchen unbedingt Referenzen.«	… Persönlichkeitseinsatz und Erfahrung, Referenzen.
Der Erbsenzähler	»Das müssen Sie mir aber genauer erklären!«	… eine präzise Erläuterung exakter Details.
Der Gelassene	»Die Details besprechen wir irgendwann…«	… Lösungen und wichtige Zusammenhänge.

Verhalten ist anpassend und zurückhaltend. Seine Hobbies sind basteln und sammeln, die Lebenseinstellung ist ängstlich.

Das Herdentier Es braucht persönliche Zuwendung und Vertrauen. Er wirkt konventionell, solide und ist Wir-betont freundlich. Sein Verhalten ist kooperativ und personenfixiert. Seine Hobbies sind Familie und Vereine und seine Lebenseinstellung ist gegenwartsbezogen.

Der Erbsenzähler Er braucht Selbstachtung. Er wirkt korrekt und ordentlich, seine Kommunikation ist pointiert und bestimmt. Sein Verhalten ist pedantisch und kompromisslos. Seine Hobbies sind vielfältig, wobei er ihnen engagiert und fast fanatisch nach geht. Seine Lebenseinstellung ist pessimistisch.

Der Gelassene Er ist unabhängig, erscheint meist lässig und salopp. Die Kommunikation ist sachlich und bestimmt, sein Verhalten tolerant und konstruktiv. Seine Hobbies sind zahlreich, er reist gerne. Seine Lebenseinstellung ist positiv.

Selbstverständlich können Sie nicht nur Ihren Kunden, sondern auch sich selbst nach den obigen klassischen Methoden kategorisieren.

Sie werden feststellen, dass sich das Kaufverhalten, die Erscheinung und das Auftreten immer wieder in bestimmte Typen gruppieren. Wenn Sie diesen Typen intuitiv richtig begegnen, vereinfachen Sie sich und Ihrem Kunden das Verkaufsgespräch – für beide Seiten ein Gewinn. Der Ausgang eines Gesprächs, eines Verkaufs oder langjährigen Kundenbeziehung ist nicht reiner Zufall. Ihr individuelles empathisches Eingehen auf Ihr Gegenüber ist eine der wichtigsten Voraussetzungen für einen erfolgreichen Verkaufsabschluss.

Welche Schlüsse ziehe ich daraus?

Wie, wann und ob Sie Ihren Kunden überhaupt einstufen möchten: wichtig ist, dass Sie ihn wahrnehmen und so annehmen, wie er ist. Keiner möchte in eine Schublade gesteckt werden. Diese vereinfachen

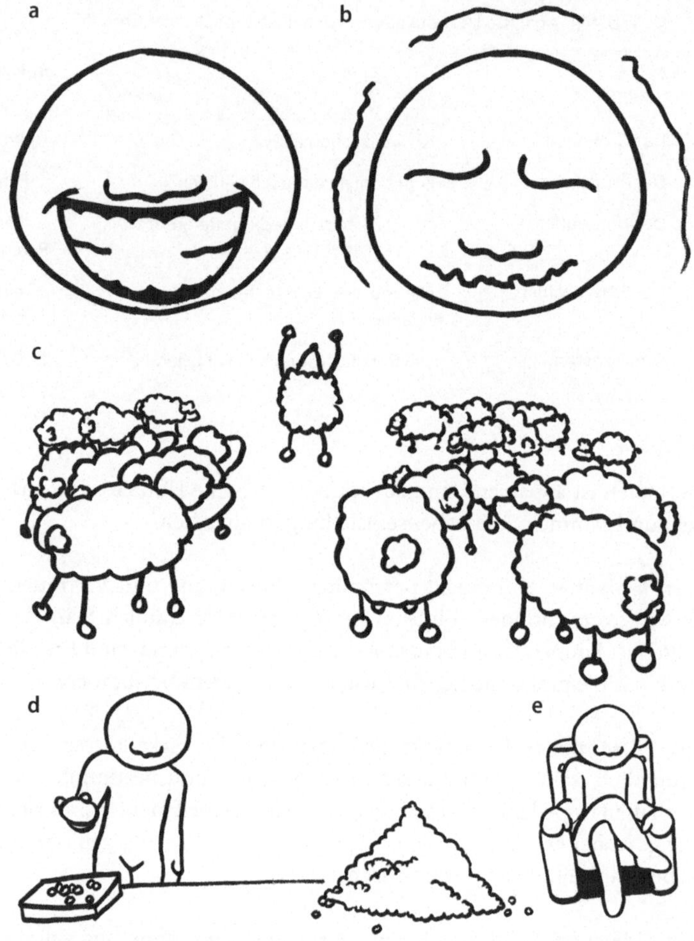

Abb. 14.2 Kundentypen. **a** Das Großmaul. **b** Der Ängstliche. **c** Das Herdentier. **d** Der Erbsenzähler. **e** Der Gelassene

zwar den ersten Kontakt, jedoch erfasst keine Typisierung eine Person vollständig. Die Kategorien bleiben eine hilfreiche Vereinfachung.

14.2   Unterschied Patient und Kunde

Wo liegt denn die Unterscheidung zwischen Kunde und Patient?

Zugegeben, die Grenze ist schwammig. Ein Kunde kommt mit einem konkreten Produktwunsch zu Ihnen in die Apotheke, um das Produkt auch ohne große weitere Erläuterungen zu kaufen. Zwar nicht leitliniengetreu, aber durchaus praxisrelevant. Sobald allerdings eine Beratung einsetzt, wechselt der Kundentypus in den Patiententypus über. Er benötigt Informationen über Anwendung, Einnahmedauer, Nebenwirkung und mögliche Interaktionen.

Merkzettel

Modelle zur Kundentypeneinteilung

- Kunden können in 4 bis 5 Typen eingeteilt werden.
- Die Einteilung des Kunden in die verschiedenen Typen vereinfacht die Kommunikation und erleichtert das Verkaufsgespräch.

- Ihr individuelles, empathisches Eingehen auf Ihr Gegenüber ist eine der wichtigsten Voraussetzungen für einen erfolgreichen Verkaufsabschluss.
- Cave: Nehmen Sie trotzdem Ihren Kunden individuell wahr und stecken Sie ihn nicht blind in eine Schublade.

Unterschied Patient und Kunde

- Sobald eine Beratung einsetzt, wechselt der Kundentypus in einen Patiententypus.

Stellen Sie sich Ihre eigenen Bemerkungen zusammen (◨ Abb. 14.3).

Somit kann es leicht zu einer Rollenkonfusion kommen zwischen Verkäufer – Kunde und pharmazeutischer Beratung – Patient.

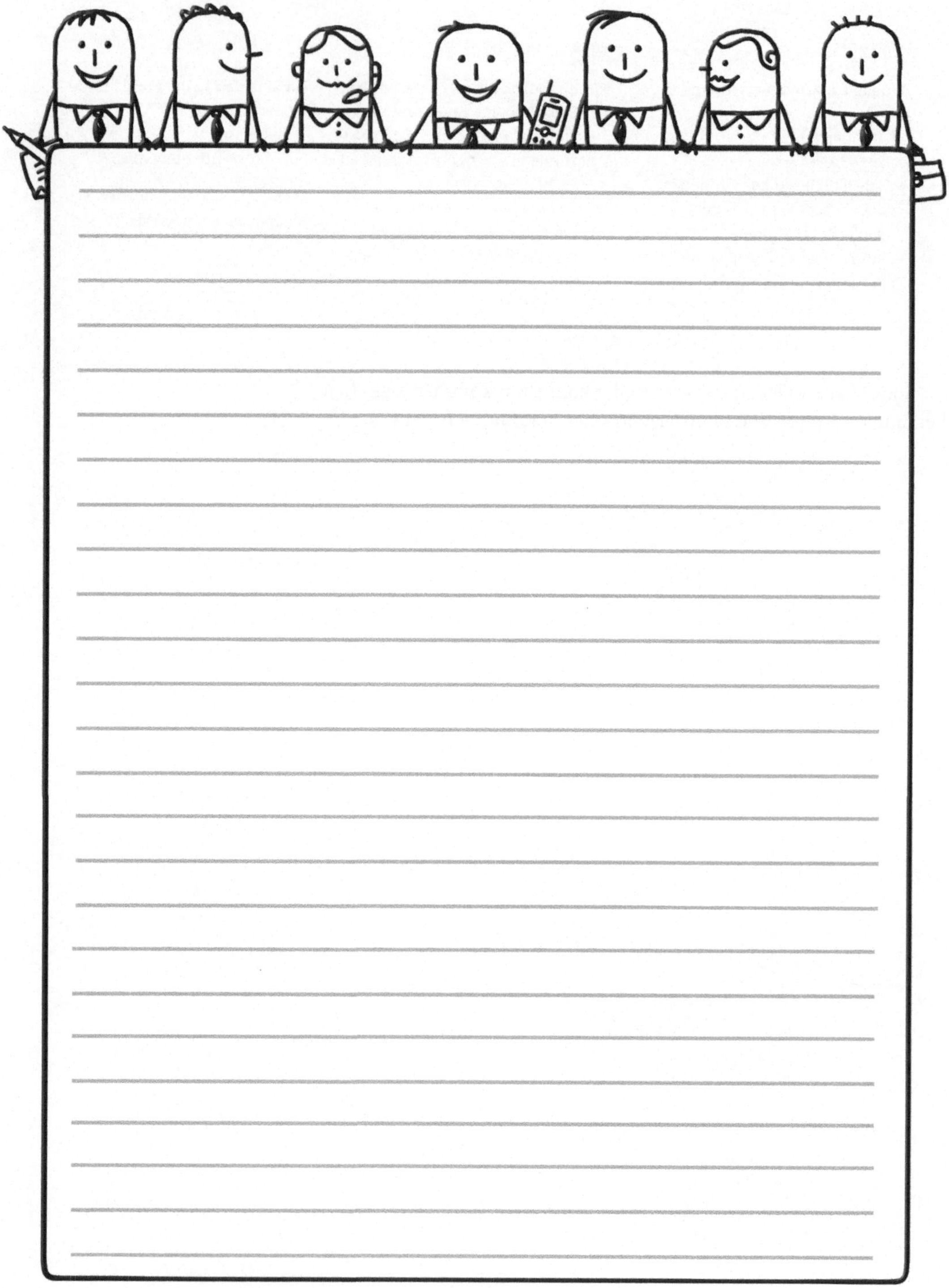

Abb. 14.3 Eigene Bemerkungen

Umgang mit schwierigen Situationen

Abb. 15.1 Umgang mit schwierigen Situationen

Kunden und Verkäufer haben unterschiedliche Ziele während des Gespräches. Machen Sie sich diese klar.

15.1   Einleitung

Sicherlich kennen Sie aus eigener Erfahrung schwierige Kundensituationen (Abb. 15.1). Wodurch werden diese Situationen aber begünstigt? Meist lassen sich die Schwierigkeiten der Situation auf Forderungen, Geld und Emotionen zurückführen.

Ein Beispiel soll dies verdeutlichen:

Der **Kunde** hat ein Primärziel, er möchte ein bestimmtes Medikament kaufen. Sein Sekundärziel dabei ist, es so günstig wie möglich zu bekommen.

Der **Verkäufer** geht mit dem Primärziel ins Gespräch, dem Kunden ein Originalpräparat zu verkaufen. Sein Sekundärziel ist, dem Kunden überhaupt ein Präparat zu verkaufen.

Durch die Gegenüberstellung der Primär- und Sekundärziele beider Parteien (Kunde und Verkäufer) (Tab. 15.1) kann leicht ein Teufelskreis entstehen, der aus Forderungen – Nachgeben – Respektverlust besteht.

Für Sie ist es hilfreich, wenn Sie hier möglichst klar kommunizieren. Damit fällt es leichter, eine schwierige Kundensituation erfolgreich zu bewältigen. Lassen Sie sich dabei nicht aus der Ruhe bringen. Meist hat die Situation nichts mit Ihnen persönlich zu tun. Also bleiben Sie strukturiert im Gespräch:

1. Was ist Ihre Botschaft?
2. Wie stärken Sie Ihre Aussage? (Konkrete Beispiele)
3. Wie visualisieren Sie Ihre Aussage? (Wie wird es für den Kunden sein, wenn er das Medikament anwendet?)

Wenn Sie schwierige Situationen im Team besprechen, können Sie gemeinsam eine Checkliste erstellen und aufführen, wo Schwierigkeiten auftreten können oder wo die einzelnen Kollegen Problemfelder haben; sei es bei Direktbestellungen oder Kundenreklamationen. Überlegen Sie sich ein einheitliches Vorgehen und ggf. einheitliche Argumente, damit auch nach außen transportiert wird, dass Sie alle an einem Strang ziehen.

15.2   Ärger mit Kunden

Manchmal kommt es vor, dass man sich über ein Beratungsgespräch sehr ärgert. Sei es, weil man eine Chance für einen Zusatzverkauf verschenkt hat, oder der Kunde einen von oben herab behandelt, als wären Sie nur der Schubladenzieher, Ihre Kompetenz in Frage stellt oder Sie für den Kunden zu langsam arbeiten.

Der Ärger, den Sie aufnehmen, erreicht Sie meist auf der Beziehungsebene (Schulz von Thun) und damit fühlen Sie sich persönlich angegriffen, beleidigt, entwürdigt. Häufig meint der Kunde das gar nicht persönlich, sondern befindet selbst gerade in einer stressigen Situation oder hat wenig Zeit oder ärgert sich selbst über jemanden

⬛ Tab. 15.1 Primär- und Sekundärziele

	Kunde	Verkäufer
Primärziel	bestimmtes Medikament kaufen	Originalpräparat verkaufen
Sekundär-ziel	so günstig wie möglich	überhaupt ein Präparat verkaufen
Forderung	Ich will jetzt	Ich biete Ihnen
Nachgeben	möchte etwas Gleichwertiges und Günstigeres	Alternativmedikament – Generika
Respektver-lust	Erwartung wird nicht erfüllt	Primärempfehlung wird in Frage gestellt

anderen. Und Sie stehen ihm nun gerade gegenüber. Im Nachhinein fragt man sich oft, ob der Ärger eigentlich berechtigt war. Im Hier und Jetzt gilt aber eindeutig: Ja – wir sind ja auch nur Menschen.

Versuchen Sie, sich von solchen Emotionen zu befreien und zu distanzieren. Das ist nicht einfach.

Betrachten Sie die Situation einmal über die Metaebene. Meint der Kunde tatsächlich mich? Oder ist ein anderer Grund der Auslöser für sein Verhalten? Was kann ich tun, damit es dem Kunden besser geht?

Eine wichtige Rolle spielt dabei wieder Ihre Körperhaltung. Wenn Sie mit eingefallenen Schultern dastehen und ihn von unten ansehen, wird der Kunde sein Verhalten wahrscheinlich nicht einmal bemerken und in der gleichen Art und Weise weiter verfahren. Wenn Sie sich allerdings aufrecht hinstellen, fest mit beiden Beinen auf dem Boden und mit geradem Blick Ihren Kunden ansehen, vermitteln Sie allein schon durch Ihre Körpersprache, dass Sie nicht der Grund für seinen Ärger sind. Je nach Situation können Sie Ihrem Kunden auch sagen, dass Sie nicht für seinen Ärger verantwortlich sind und ihm sogar eine Brücke mit einem Lächeln bauen. Zeigen Sie Verständnis für seine Situation. Je empathischer Sie sind, desto einfacher wird das gelingen.

Siehe hierzu auch ▶ Kap. 2.3.

15.3 Einwandbehandlung

Nicht immer läuft ein Kundengespräch reibungslos: begreifen Sie Einwände als Beratungschance. Das oberste Gebot ist »Zuhören und ausreden lassen«.

Hinterfragen Sie die Motive der Einwände. Dadurch zeigen Sie Ihrem Kunden, dass Sie sich mit seinen Bedenken auseinandersetzen und Interesse an seinen Problemen haben. Ihr Ziel soll es hierbei sein, in kurzer Zeit den Kunden zu beschwichtigen, eine hohe Kundenzu-

Einwandbehandlung – Chancen und Fallen des Kundeneinwands

»Zuhören und ausreden lassen« ist das oberste Gebot.

Gründe der Kunden für einen Einwand sind vielfältig und reichen von der Unsicherheit bezüglich der Verschreibung bis hin zur Preisdiskussion.

friedenheit (wieder) zu erlangen und einen möglichen neuen Stammkunden zu generieren.

Am einfachsten geht das, wenn man eine »gleiche Wellenlänge« findet. Das setzt emotionales Verständnis und Empathie voraus. Dem einen Kollegen gelingt das besser als dem anderen.

Versuchen Sie der Konfrontation mit dem Kunden nicht aus dem Weg zu gehen, denn damit ziehen Sie den (unverdienten) Groll noch mehr auf sich und für die Zukunft wird der Kunde sich ungern von Ihnen beraten lassen und einen Kollegen vorziehen, da Sie nun für ihn »negativ besetzt« sind. Nutzen Sie die Möglichkeit Ihres Teams und holen Sie bei Bedarf lieber einen Kollegen hinzu, der das Gespräch moderieren oder gar übernehmen kann. Ihre Art der Kommunikation und Ihr Fachwissen bilden hierfür die Grundlage, Verständnis für Ihren Kunden aufzuzeigen und eine Lösung zu finden, die allen gerecht wird.

Mögliche Motive des Kunden können sein:

Unsicherheit Der Kunde, dessen Einwände aus Unsicherheit resultieren, benötigt eine fachliche Bestätigung zum Kauf des Produktes. Sie, als Arzneimittelspezialist, können ihm diese Bestätigung geben und ihm damit seine Unsicherheit nehmen. Zeigen Sie Referenzen auf, das schafft Vertrauen und Sicherheit.

Unverständnis Gehen Sie auf die individuellen Beschwerden Ihres Kunden ein: verdeutlichen Sie ihm den Nutzen, den ihm das Produkt liefert. Sprechen Sie im Gespräch in der Sprache Ihres Kunden und verwenden Sie möglichst wenige Fachausdrücke, die weiteres Unverständnis nach sich ziehen könnten. Fragen Sie nach, um zusätzliche Informationen zu erhalten.

Desinteresse Wecken Sie sein Interesse kurz und knapp in einem Satz! Das ist nicht ganz einfach, doch der Kunde spürt, dass Sie Interesse an ihm haben. Versuchen Sie das z.B. mit einer rhetorischen Frage, indem Sie den Einwand in Frageform wiederholen und sogleich die Antwort darauf geben.

Preis Nennen Sie Ihrem Kunden den Preis, eingepackt wie ein Sandwich in zwei Vorteile. Bemühen Sie sich um eine positive Ausdrucksweise, die Sie mit freundlicher Mimik und Körpersprache unterstützen. Preise allein genannt oder mit zu langer Pause bis zur nächsten Argumentation fordern den Kunden gewissermaßen auf, darauf (negativ) zu reagieren.

Zeitmangel Fragen Sie den Zusatzbedarf kurz und knapp im Sinne einer ganzheitlichen Beratung ab. Versuchen Sie möglichst nicht das Wort »aber« zu verwenden, da dieses Wort keine gemeinsame Basis schafft. Äußern Sie durch Ihre Körpersprache, dass Sie sich für ihn

Tab. 15.2 Hilfestellung für generalisierte Einwände

Einwand	Reaktion
Zu teuer, gibt es nichts Günstigeres?	Wir bieten regelmäßige Angebote an.
	Sie wollen doch schnell wieder gesund werden?
	Wir garantieren hohe Sicherheit, alle Präparate müssen durch etliche Studien ihre Wirksamkeit belegen
Das bekomme ich woanders billiger!	Mit dieser hohen Dosierung bekommen Sie das nur in der Apotheke.
	Mit unserer Kundenkarte bekommen Sie zusätzlich 3% Rabatt.
Ich muss mir das noch mal überlegen	Haben Sie akute Beschwerden?
	Ich schreibe es Ihnen gerne auf, dann können Sie es sich in Ruhe nochmals überlegen
	Jetzt kommt das Wochenende, zu Ihrer Sicherheit wäre es sinnvoll…
Allergierisiko, Unverträglichkeit	Haben Sie einen Allergiepass? Wir können das klären
	Mittels den bisherigen Daten, können wir gerne einen Interaktionscheck durchführen
	Gut, dass Sie das ansprechen..
Ich hab keine Zeit	Bei Fragen rufen Sie uns an – Visitenkarte mitgeben
	Kommen Sie gerne wieder, wenn Sie etwas mehr Luft haben!
Ich brauche nichts und schon gar nicht beides!	Fühlen Sie sich denn gesund?
	Optimal in der Kombination, um schnell wieder gesund zu werden
Zu viele Arzneimittel	Die Beschwerden sind unterschiedlich lokalisiert und *ein* Produkt für beides gibt es leider noch nicht.
	Dafür habe ich Verständnis.
Warum hat der Arzt das nicht verordnet?	Das Präparat ist nicht (mehr) erstattungsfähig
	Das darf er (leider) nicht mehr – obwohl die Wirksamkeit bewiesen ist

beeilen. Dies gelingt schon durch ein zügiges Kopfnicken oder einen etwas schnelleren Gang als üblich.

»Nein« Ihr Kunde kann zu einem Produkt auch »Nein« sagen. Im Gespräch konnten Sie die Bedürfnisse des Kunden herausfinden. Wenn Sie nun einen gezielten Nutzen darlegen können, ist es möglich, dass der Kunde doch noch »Ja« sagt. Wenn nicht, dann akzeptieren Sie sein »Nein«. Sie möchten ja auch nicht überredet werden.

Für generalisierte Einwände nach dem Preis, Zweifel ob der Wirksamkeit eines Produktes usw. finden Sie nachfolgend eine kleine Tabelle (■ Tab. 15.2), die mögliche Antworten und Reaktionen hierauf gibt:

Wer meckert, kann gewonnen werden, und bei Beschwerden können Tipps abgeleitet werden.

Bei Einwänden endet das Beratungsgespräch nicht, sondern fängt gerade erst an.

Nur Sie als Spezialist können dem Kunden die fachlichen, relevanten Informationen geben, so dass der eine oder andere Einwand von selbst hinfällig wird. Auch die Art und Weise, wie Sie dem Einwand begegnen, spielt eine große Rolle: denn nicht die Einwände sind negativ, sondern das, was Sie daraus machen. Versuchen Sie aufrichtig höflich, freundlich und empathisch zu sein – nicht immer einfach.

Aber Sie müssen sich auch nicht alles gefallen lassen. Der Kunde ist zwar König, aber nicht Kaiser. Auch er muss an der richtigen Stelle ein »nein« akzeptieren können und im richtigen Ton versteht er es auch meist und legt langfristig Wert auf Ihre fachliche Meinung.

15.3.1 Vom Einwand zum beschleunigten Abschluss

Überzeugen Sie den Kunden durch Ihr Fachwissen.

Ein Einwand beinhaltet immer Bedenken und Fragen. Wenn Ihr Kunde also Bedenken äußert oder die Einfachheit der Anwendung anzweifelt, liegt es an Ihnen, ihn zu überzeugen und ihn so anzuleiten, dass er Sicherheit gewinnt und sich die Anwendung oder korrekte Einnahme zutraut. Am besten, Sie haben die passende Antwort auf seine Frage oder zeigen ihm die Anwendung.

Holen Sie dazu ruhig den Beipackzettel aus der Verpackung und verweisen Sie auf die dargestellte Anwendung.

Ein Beispiel: bei der Tabletteneinnahme nimmt man den Kopf bekanntlich am besten nach hinten, während man bei der Einnahme einer Kapsel den Kopf nach vorne nimmt, da die Kapsel oben schwimmt. Eine solch einfache Hilfestellung wirkt oft Wunder und überzeugt.

Ja, so einfach kann das manchmal sein. Idealer Zeitpunkt, das Beratungsgespräch zu Ende zu bringen.

Merkzettel

Umgang mit schwierigen Kunden

- Schwierigkeiten im Beratungsgespräch lassen sich meist auf Unstimmigkeiten beim Preis, bei Emotionen oder Forderungen zurückführen.
- Bleiben Sie ruhig und versuchen Sie klar und strukturiert für Ihren Kunden zu kommunizieren – so fällt es leichter, die schwierige Situation zu meistern.
- Erarbeiten Sie gemeinsam im Team eine Checkliste über mögliche Problemfelder und den Umgang mit diesen – dadurch verdeutlichen Sie Ihrem Kunden, dass Sie an einem Strang ziehen.

Ärger mit Kunden

- Meistens sind Sie nicht der Auslöser für den Ärger des Kunden – versuchen Sie sich davon zu distanzieren.
- Überlegen Sie, was Sie tun können, damit es dem Kunden besser geht – manchmal reicht schon ein Lächeln.
- Zeigen Sie mit Ihrer Körperhaltung, dass Sie nicht der Auslöser seines Ärgers sind, sondern ein kompetenter und zu schätzender Gesprächspartner.

Einwandbehandlung

- Hören Sie Ihrem Kunden bei einem Einwand oder einer Reklamation zu und lassen ihn ausreden.
- Zeigen Sie Verständnis für sein Problem und versuchen Sie gemeinsam ein Lösung zu finden, die beiden Parteien gerecht wird.
- Holen Sie sich, wenn nötig, Verstärkung aus Ihrem Team. Empathie ist eine Schlüsselfähigkeit, um den Kunden in kurzer Zeit zu beschwichtigen und dauerhaft zu gewinnen.
- Die Motive für Einwände oder Reklamationen von Seiten des Kunden sind vielfältig. Seien Sie für generalisierte Einwände gewappnet und stellen Sie sich evtl. im Team einen Einwandkatalog zusammen.

Vom Einwand zum beschleunigten Abschluss

- Überzeugen Sie Ihren Kunden durch Auftreten und Fachwissen – das gibt ihm Sicherheit und Vertrauen.
- Haken Sie bei Unsicherheiten nach, manchmal ist die Unsicherheit durch eine kleine Demonstration, wie z.B. der richtigen Einnahme, verschwunden.

Tragen Sie sich Ihre wichtigsten Punkte zusammen (Abb. 15.2).

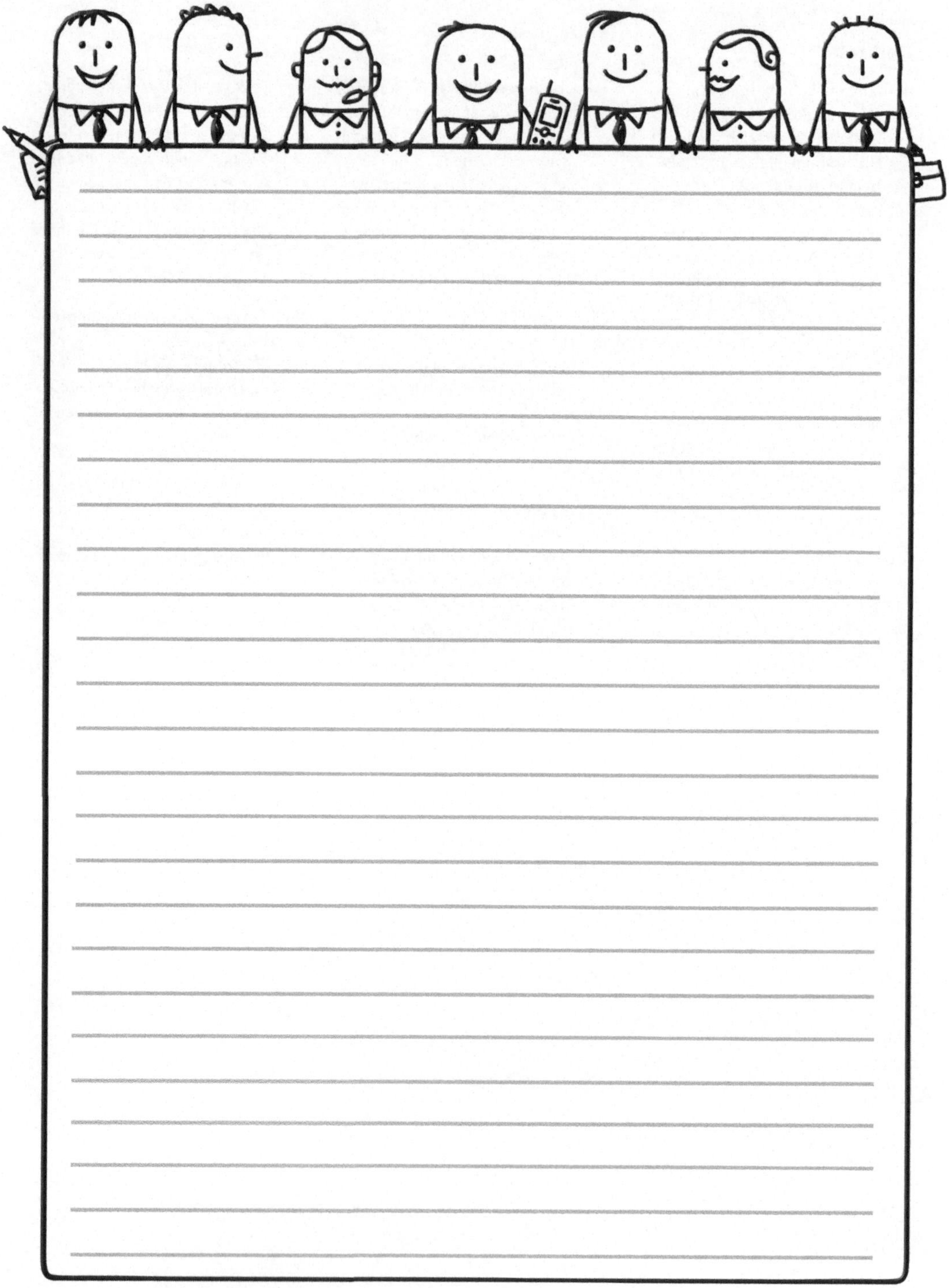

Abb. 15.2 Eigene Bemerkungen

Verkaufsabschluss

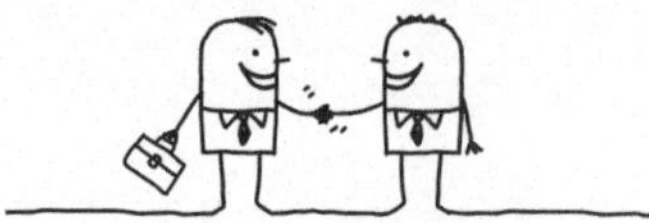

 **Abb. 16.1** Verkaufsabschluss

Verkaufen ist verkaufen – Hardselling mit Abschluss

16.1   Der richtige Zeitpunkt

Verkaufen bedeutet nicht nur lächeln und Angebote unterbreiten, verkaufen bedeutet vor allem VERKAUFEN (Abb. 16.1). Das Beratungsgespräch sollte mit einem Verkauf enden. Hierbei ist es wichtig, dass Sie klar vor Augen haben, was Sie Ihrem Kunden anbieten und weshalb. Helfen Sie Ihrem Kunden, die richtige Kaufentscheidung zu treffen. So erreichen Sie neben höheren Verkaufszahlen auch ein nachhaltiges Beziehungsmanagement.

Aber wie? Man möchte ja nicht dastehen und sich sagen lassen »In der Apotheke verkaufen sie dir alles, Hauptsache verkauft!« Das scheint der falsche Weg zu sein. Wenn Sie leitlinientreu das Beratungsgespräch abgeschlossen, mögliche Ansatzpunkte für Zusatzverkäufe entdeckt und angesprochen haben, muss der Punkt kommen, an dem der Kunde überzeugt JA sagt und bezahlt.

Helfen Sie Ihrem Kunden dabei.

Motivieren Sie ihn zum Kauf und lenken ihn bewusst zum Kaufabschluss. Verwenden Sie bildhafte Sprache, Vorteile für den Kunden und regen Sie die Wünsche und Fantasien des Kunden an.

Beobachten Sie Ihren Kunden.

Der richtige Zeitpunkt für den Abschluss zeigt der Kunde deutlich durch seine körperlichen Signale. Er fängt an, sich zu entspannen, am einfachsten erkennt man das an der Gesichtsmuskulatur. Sein Körper weist keine Schrägen mehr auf, sondern er ist in der Mitte angekommen, steht gerade und aufrecht. Wenn noch die Pupillen des Kunden größer werden und die Augen zu glänzen anfangen, ist seine Wahrnehmung geschärft und der Augenblick gekommen, den Abschluss zu tätigen.

Nun ist es an Ihnen – bleiben Sie locker. Mit der tiefen Überzeugung, dem Kunden nur das Beste zu bieten und ihm zu helfen, motivieren Sie den Kunden intuitiv zum positiven Kaufentscheid. Unterstützen können Sie dies, indem Sie Ihren Kunden loben oder sich gar mit ihm solidarisieren. So fühlt er sich aufgewertet und erfährt eine positive Haltung. Beispiel: »Ich kenne das Gefühl, ich leide selbst unter Migräne. Nehmen Sie dieses Präparat und Sie haben eine gute Entscheidung getroffen.«

Wenn Sie diesen Zeitpunkt verpassen, sagt der Kunde gerne, dass er es sich noch einmal überlegt und geht – ohne einen Kauf getätigt zu haben – somit ist die ganze Beratung (wahrscheinlich) umsonst. Zeichen hierfür sind Aufblicken, ein Blick auf die Uhr, Augen wandern schnell umher, das Gewicht verlagert sich von einem auf das andere Bein, die Fußspitzen richten sich schon Richtung Ausgang, der Oberkörper dreht sich weg, usw. Deutliche Hinweise, wenn man sie zu deuten weiß.

Auf der anderen Seite ist es ganz wichtig, niemals den Verkauf abzuschließen, wenn der Kunde noch nicht bereit dafür ist. Wenn Sie zu früh mit dem Abschluss beginnen, kann dies auch der Grund sein, warum der Kunde bei Ihnen nichts kauft.

Der Abschluss ist etwas völlig Natürliches im Verkaufsprozess. Nicht mehr und auch nicht weniger. Doch ist es eine Kunst, den richtigen Zeitpunkt abzupassen.

16.2   Verabschiedung

Sind Sie gemeinsam mit Ihrem Kunden am Ende der Beratung angelangt, haben kassiert und die Waren in ein Tütchen gepackt, stecken Sie eventuell noch ein Teepröbchen hinzu und weisen Sie auf die richtige Zubereitung hin – denn ohne Kommentar ist auch der Teebeutel nichts wert.

Beglückwünschen Sie Ihren Kunden zu dem guten Kauf, mit dem ihm schnell geholfen sein wird. Seien Sie bis zuletzt für Ihren Kunden da und wenden Sie sich nicht schon dem nächsten zu. Ansonsten fühlt sich Ihr Kunde hier abgefertigt und geht das nächste Mal in eine Apotheke, in der er mehr Aufmerksamkeit erfährt. Beantworten Sie den Abschiedsgruß Ihres Kunden und lächeln sie ihm hinterher. Merken Sie sich, dass der letzte Eindruck zusammen mit dem ersten am längsten anhält.

> Der erste und der letzte Eindruck zählen.

16.3   Nach dem Verkauf ist vor dem Verkauf

Selbstverständlich ist Ihnen daran gelegen, dass Ihr Kunde wieder kommt. Machen Sie Ihn auf Aktionen, Werbeprospekte oder Sonderrabatte aufmerksam und zeigen Sie ihm Dienstleistungen auf, die er nach dem Verkaufsabschluss in Anspruch nehmen kann.

Beispiel: »Sollten Sie noch weitere Fragen zu Diabetes haben, dann besuchen Sie doch unseren Vortrag speziell für Typ-2-Diabetiker.«

Wenn der Kunde zu Ihnen kommt, dann nutzen Sie auch die Zeiten, in denen der Kunde warten muss, weil noch ein anderer vor ihm an der Reihe ist: »Herr Gabriel, wenn Sie möchten nehmen Sie sich doch in der Zwischenzeit unseren aktuellen Prospekt und setzen sich. Ich komme gleich zu Ihnen.«

Durch diese direkte Ansprache passieren gleich mehrere Dinge auf einmal mit Herrn Gabriel:

1. Er fühlt sich wahrgenommen.
2. Ihm wird angeboten, sich zu setzen.
3. Ihm wird Lektüre angeboten, um die Wartezeit zu verkürzen.
4. Sie kommen auf ihn zu, nehmen sein Rezept entgegen, und er kann sitzen bleiben.
5. Er erlebt einen angenehmen Aufenthalt in Ihrer Apotheke.
6. Er fühlt sich wertgeschätzt.
7. Er kommt gerne wieder zu Ihnen – auch wenn er warten muss.

> Lange Schlangen und viel Kundenverkehr – wie Sie dennoch dem Kunden das Gefühl von Wertschätzung geben können.

Und Sie profitieren auch von dieser Variante:

1. Sie können entspannter weiter Ihren Kunden beraten, da Herr Gabriel ja versorgt ist.
2. Sie haben keinen großen Zeitdruck und sehen keine wartende Schlange vor sich.
3. Sie können sich individuell und direkt an Herrn Gabriel wenden, wenn Sie in Ruhe das vorangegangene Verkaufsgespräch abgeschlossen haben.

Merkzettel

Verkaufsabschluss

- Helfen Sie Ihrem Kunden die richtige Kaufentscheidung zu treffen, indem Sie klar vor Augen haben, was und warum Sie Ihrem Kunden empfehlen.
- Lenken Sie Ihren Kunden bewusst zum Kaufabschluss und nutzen Sie die Signale, die der Kunde sendet.
- Motivieren Sie Ihren Kunden intuitiv zum Kauf durch eine positive innere Einstellung.

Verabschiedung

- Verweisen Sie auch bei Zugaben auf die richtige Verwendung – ohne Kommentar von Ihnen ist auch die Zugabe nichts wert.
- Seien Sie bis zuletzt für Ihren Kunden da und lächeln ihm hinterher, auch wenn dieser es eventuell nicht sieht.
- Nutzen Sie Wartezeiten um Ihrem Kunden einen angenehmen Aufenthalt zu schaffen und Ihnen mehr Raum für Ihre Arbeit.

Kleiner Wettbewerb der Zusatzverkäufe

- Wer schafft am meisten Zusatzverkäufe? Wessen Zusatzverkäufe haben den höchsten Gewinn?
- Die Auswertung kann wöchentlich oder monatlich sein.
- Auch schon an ein Jahresziel gedacht? Für den einzelnen Mitarbeiter (Wellnesswochenende für zwei) oder das ganze Team??

Stellen Sie Ihre eigenen Bemerkungen zusammen (☐ Abb. 16.2).

16.4   Kleiner Wettbewerb der Zusatzverkäufe?

Sie können unter Kollegen einen kleinen Wettbewerb durchführen, um die Zusatzverkäufe zu steigern.

Aber Achtung: hier soll kein Konkurrenzkampf entstehen!

Durch moderne Computersysteme lässt sich heute schnell und auf den Cent genau nahezu alles analysieren. Überprüfen Sie doch einmal

- die Zusatzverkäufe im Laufe eines Tages oder einer Woche, die neben einem Rezept dem Kunden empfohlen wurden,
- die **Menge** an Zusatzempfehlungen und daraus resultierenden tatsächlich verkauften Packungen,
- den **Umsatz** oder **Gewinn** aller Zusatzverkäufe.

Anreize für die Kollegen können beispielsweise eine Gesichtscreme oder ein gut duftender Badezusatz sein. Auch ein Jahresziel ist machbar: z.B. ein Wellness-Wochenende für zwei Personen. Wer legt sich da nicht ins Zeug?

Gleichzeitig können Sie sich auch mit weiterführenden Fragen beschäftigen, wie etwa:

Welche Tageszeit ist die beste Zeit für Zusatzverkäufe? Was kann geändert werden, um den lauen Nachmittag zu beleben?

Versuchen Sie aus möglichst allen Informationen ein Fazit zu ziehen. Daraus lässt sich relativ einfach ein Vorteil für Ihre Apotheke entwickeln, der zu einer Besserung der Umsatzzahlen oder einer Steigerung der Kundenfrequenz führt. Wenn Sie sich als Team zusammen setzen, werden Sie erstaunt sein, wie viele Ideen Sie sammeln und umsetzen können!

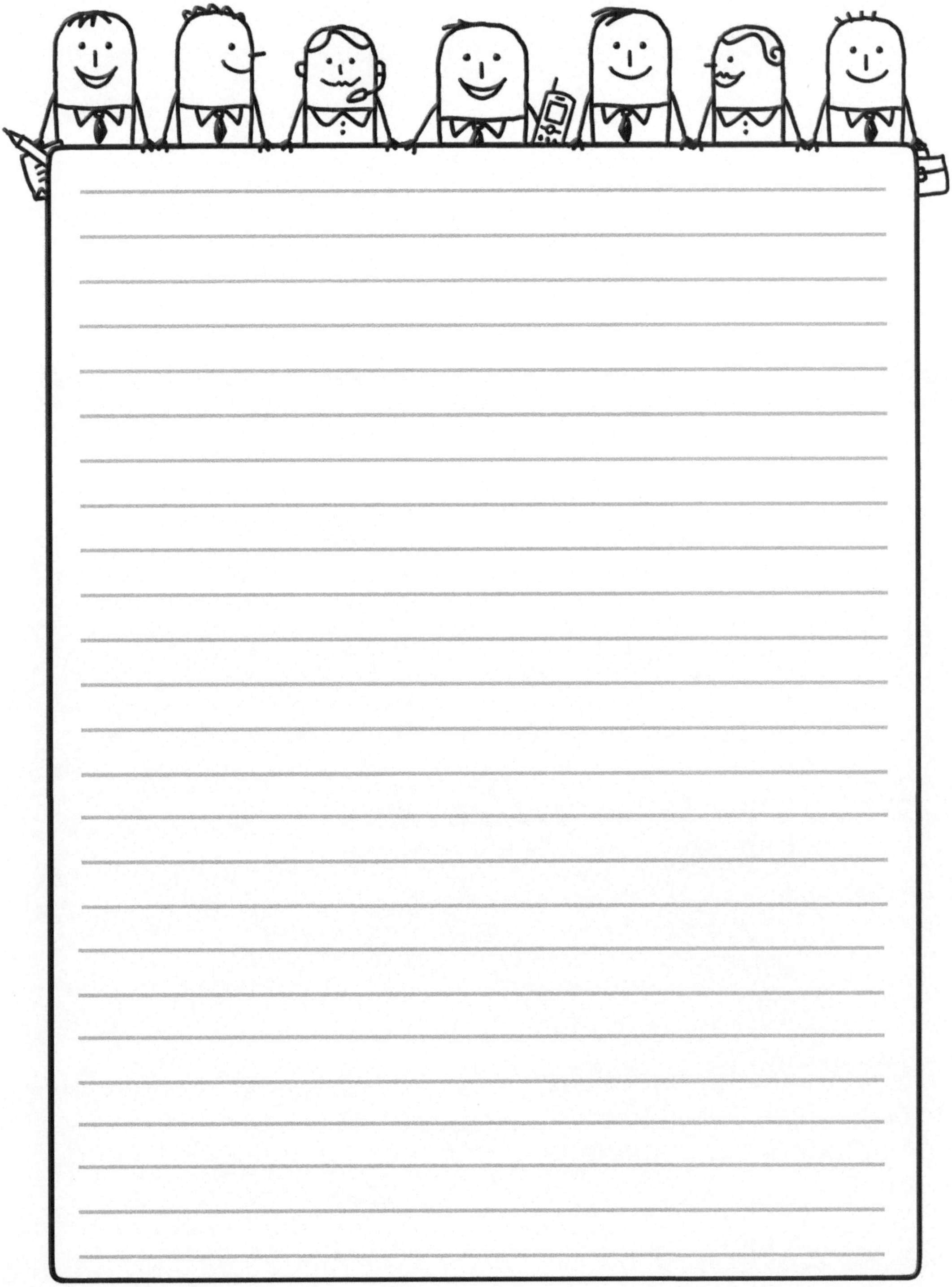

Abb. 16.2 Eigene Bemerkungen

Kundenservice und Kundenzufriedenheit

Überraschen Sie Ihren Kunden mit einer Zusatzleistung wie z.B. einer Bedienungsgarantie.

17.1 Kundenservice

Es liegt im Interesse des Apothekenteams, den Kunden umfangreich, ausführlich, den Leitlinien entsprechend gut zu beraten, stimmige Abverkaufszahlen und Umsätze zu erreichen und den Kunden als Stammkunden zu gewinnen.

Unter dem Begriff Kundenservice kann so ziemlich alles zusammengefasst werden, was als Zusatzleistungen von der Apotheke an ihren Kunden angeboten wird, z.B. Dienstleistungen wie Medikamentenlieferungen oder kleine Zugaben wie Proben (◧ Abb. 17.1). Häufig wird diese Art der Zusatzleistung von den Kunden eingefordert – da muss dann mindestens eine Packung Taschentücher in der Tüte sein und am besten noch ein bis zwei Creme-Pröbchen.

Interessant wird es, wenn eine Zusatzleistung den Kunden überrascht. Dann greift handelspsychologisch ein anderes Schema und die Zusatzleistung geht in Handelsmarketing über. Die Überraschung bewirkt eine positive Verkopplung mit dem individuellen Einkaufserlebnis des Kunden und somit mit Ihrer Apotheke. Für Sie bedeutet das, das Ihre Kunden Ihr ohnehin schon gutes Angebot mit positiven Gefühlen verbinden und Ihre Apotheke bei Ihren Kunden positiv besetzt wird – ein wichtiger Marker für die Zukunft und eine einfache Möglichkeit, Einfluss auf Ihr Kundenmanagement und speziell die Kundenbindung zu nehmen. Eine solche Zusatzleistung könnte z.B. ein Geschenkeinpackservice sein. Auch eine Bedienungsgarantie, dass den Kunden ein kleines Geschenk erwartet, wenn er länger als 10 min warten muss.

Welche Zusatzleistung oder weiterführende Dienstleistung Sie Ihrem Kunden auch bieten, sie ist eine ideale Möglichkeit, neue Stammkunden zu gewinnen und dem zunehmenden Maß der Kundenorientierung gerecht zu werden. Manchmal genügt schon eine kleine Aufmerksamkeit und Sie haben das Wohlwollen des Kunden gewonnen!

Noch ein Tipp: bestellen Sie kostenlos beim Springer Medizin Verlag den Ratgeber »Pharmazie und Gesundheit 2011 – Gesund werden und bleiben« (◧ Abb. 17.2). Der Clou - Sie können Ihr Logo oder das Foto Ihrer Apotheke direkt vorne auf den Einband drucken lassen und dies als persönliches Kundenbindungsinstrument an Ihre guten Kunden abgeben.

Ferner können Sie und Ihre Mitarbeiter durch sehr gute Erreichbarkeit (lange Öffnungszeiten, Spät- und Notdienste), Fachwissen, Empathie und Verständnis entscheidend auf Ihr Image und die Kundenzufriedenheit Einfluss nehmen.

Nutzen Sie Ihre Chance, denn die stete Kommunikation im Team und mit dem Kunden ist das A und O, um für Ihre Kunden attraktiv zu bleiben und neue Kunden zu gewinnen. Sprechen Sie im Team über Ihren Kundenservice und suchen Sie mögliche Ansatzpunkte. Setzen Sie den Kundenservice auf Ihre Agenda des nächsten Audits

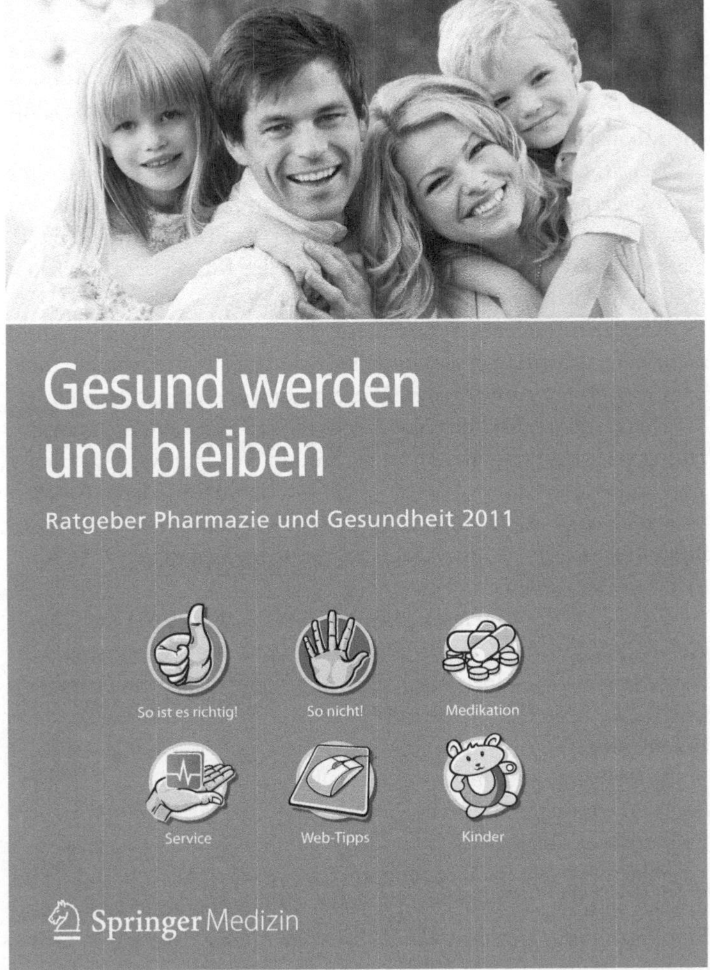

◘ **Abb. 17.2** Ratgeber »Pharmazie und Gesundheit 2011 – Gesund werden und bleiben« (Springer Medizin Verlag)

und befassen Sie sich gemeinsam mit den unterschiedlichen Optionen, die Sie anbieten oder anbieten können.

- Sind beispielsweise Angebote von Ihnen nicht rentabel?
- Gibt es bessere, neuere Möglichkeiten?
- Wer hat Ideen, die er einbringen möchte?
- Könnte eine Kundenbefragung nützlich sein?
- Mit wie viel Kosten und Zeitaufwand ist der neue Service verbunden?
- Kann sich ein Mitarbeiter darum kümmern?
- Sind monatliche Extra-Services möglich?

Setzen Sie den Kundenservice auf Ihre Agenda des nächsten Audits.

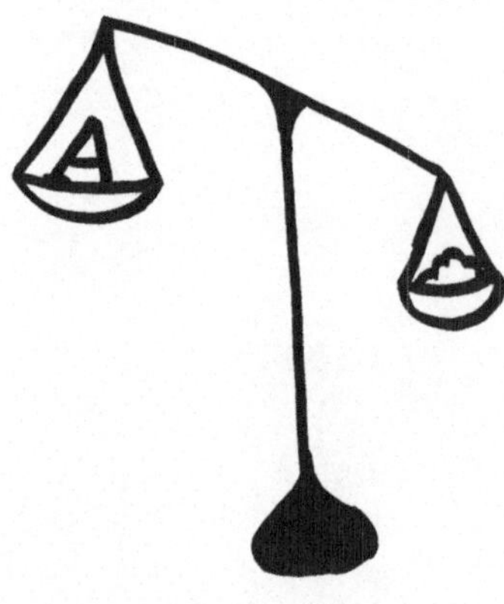

Abb. 17.3 Die Soll- und die Ist-Leistung sollten sich die Waage halten

Ihr höchstes Ziel ist es, die optimale Ist-Leistung für Ihren Kunden zu schaffen.

Im Kundengespräch gilt »KISS – keep it short and simple«.

Auf konstruktive Kritik der Kunden können Sie reagieren – fordern Sie sie ein.

17.2   Kundenzufriedenheit

Kundenzufriedenheit ist abhängig von der Einstellung des Kunden und seinen Erwartungen sowie der angenommenen, also tatsächlichen Inanspruchnahme von Leistungen.

Der Abgleich von Soll- und Ist-Leistung sollte sich mindestens die Waage halten. Überwiegt die **Ist-Leistung**, so stellt sich für den Kunden ein Gewinn ein, ein zusätzlicher Grad der Zufriedenheit. Überwiegt die **Soll-Leistung**, so überlegt der Kunde beim nächsten Mal, ob er wieder zu Ihnen kommt (Abb. 17.3).

Kundenzufriedenheit beeinflusst die Loyalität und Treue und nicht zuletzt die damit verbundene Bereitschaft, zu Ihnen zu kommen, auch wenn damit längere Wege in Kauf genommen werden.

Die Zufriedenheit der Kunden kann durch besonders gute Beratung oder qualitativ hochwertige Produkte erlangt werden. Häufig sind zufriedene Kunden zahlungswilliger als unzufriedene, nehmen zusätzlich empfohlene oder unterstützende Produkte weitaus öfter in ihren Warenkorb, als unzufriedene, die schnellstmöglich Ihre Apotheke wieder verlassen möchten.

Eigene Zufriedenheit und die der Kunden schaffen Sie auch durch die Körpersprache. Lächeln Sie, das lockert die Gesichtsmuskeln (und die Stimmung lockert ein ehrlich gemeintes Lächeln ebenfalls). Unterstützen Sie Ihre Worte mit Gesten – nicht übertrieben, sondern angemessen.

Durch das Spiegeln Ihres Gegenübers schaffen Sie eine Verbindung, eine Einheit mit Ihrem Kunden. Aber hier gilt besonders: übertreiben Sie es nicht!

Allgemein gilt im Kundengespräch: »KISS – keep it short and simple« (für den Kunden). Überzeugen Sie durch Freundlichkeit und Kompetenz und drängen Sie Ihr Wissen niemandem auf – keiner möchte schulmeisterhaft belehrt werden.

17.3   Kundenfeedback

Ermuntern Sie Ihre Kunden, Kritik zu üben. Stellen Sie einen »Kummerkasten«, eine »Meinungs-« oder »Feedbackbox« in die Offizin und seien Sie gespannt, was Ihre Kunden Ihnen an Kritik, Meinungen, Empfehlungen und Verbesserungsvorschlägen kundtun. Nur durch (eingeholte) Rückmeldung kann evaluiert und verbessert werden. Sie werden über die Reaktionen Ihrer Kunden erstaunt sein.

Um einen Teilnahmeanreiz zu bieten, können Sie Gewinne ausschreiben, z.B. »Wenn wir Ihre Schaufensteridee umsetzen, erhalten Sie einem Kosmetikgutschein – also mitmachen lohnt sich!«

Merkzettel

Kundenservice

- Kundenservice ist ein weit einsetzbarer Begriff. Von klassischen Dienstleistungen bis zu Zusatzleistungen, die Ihren Kunden überraschen, kann alles vertreten sein.
- Dienstleistungen bieten die Möglichkeit, Stammkunden zu gewinnen und Neukunden auf sich aufmerksam zu machen.
- Versuchen Sie in Ihren Alltag neben den klassischen Dienstleistungen auch Handelsmarketing zu integrieren.

- Nutzen Sie die kostenlose Möglichkeit und bestellen Sie den Ratgeber »Pharmazie und Gesundheit 2011 – Gesund werden und bleiben« – nicht nur dieses Jahr

Kundenzufriedenheit

- Die Ist-Leistung muss bei Ihrem Kunden überwiegen um höchste Kundenzufriedenheit zu erlangen.
- Je höher die Kundenzufriedenheit, desto höher die Verkäufer-Berater-Beziehung und die Chance auf einen Stammkunden.

Kundenfeedback

- Nutzen Sie das Potential Ihrer Kunden und holen Sie aktiv Rückmeldungen ein.
- Setzen Sie die Ideen Ihrer Kunden auch um.
- Belohnen Sie Ihre Kunden bei der Teilnahme einer Befragung.

Stellen Sie Ihren eigenen Merkzettel zusammen (◙ Abb. 17.4).

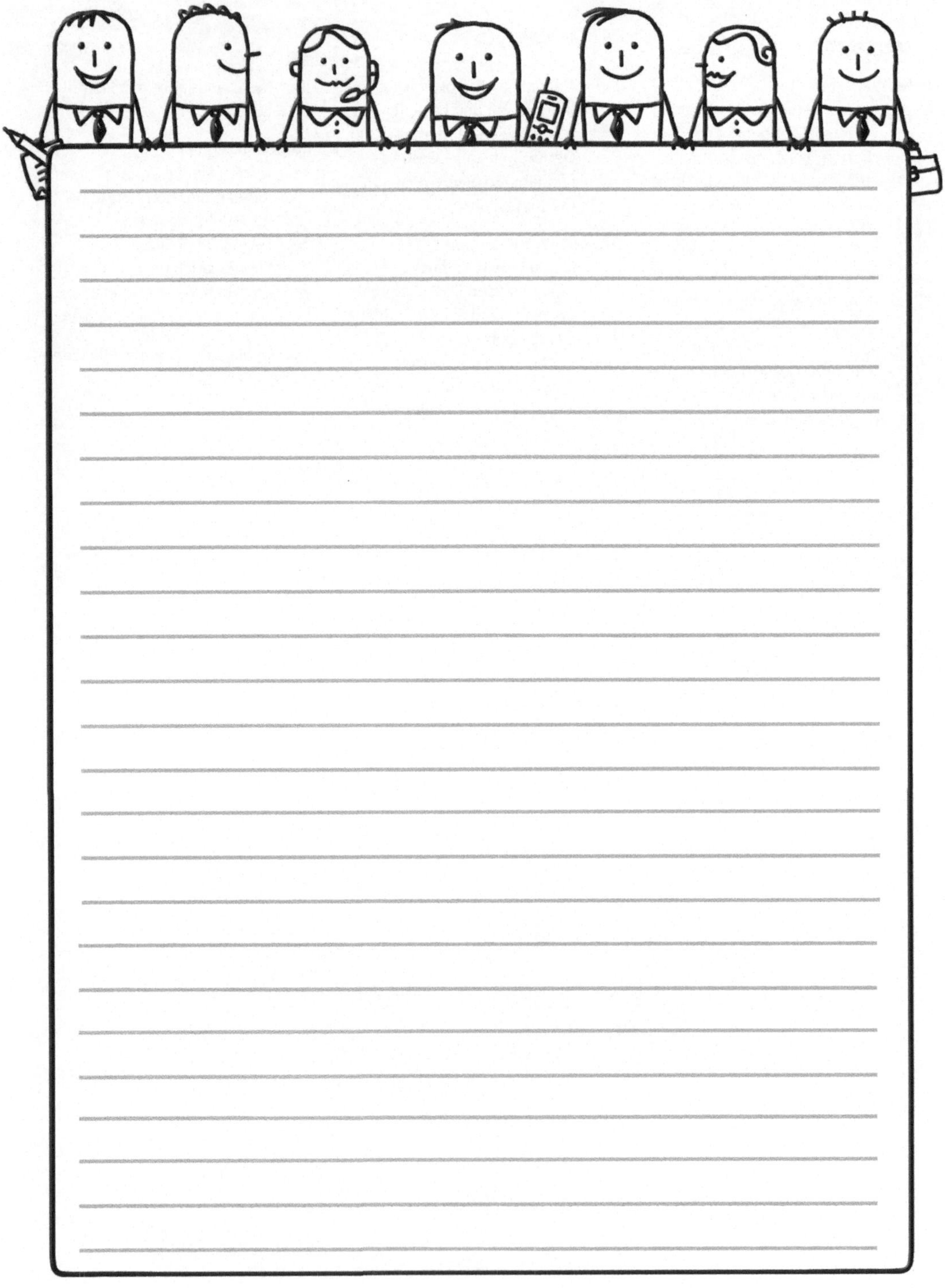

Abb. 17.4 Eigene Bemerkungen

Telefongespräche

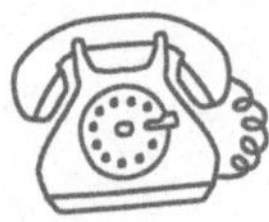

Regeln für die geschäftlichen Telefonate erhöhen den Wiedererkennungswert für den Kunden.

Ziel ist ein wohlwollendes, informatives und auf Augenhöhe geführtes Telefonat.

18.1 Einleitung

Telefonieren gehört zum (Berufs-) Alltag. So ist das Telefon eines unserer wichtigsten Kommunikationsmittel und gleichzeitig Aushängeschild Ihrer Apotheke (Abb. 18.1).

Auch wenn man meinen mag, dass jeder telefonieren kann und dann gerne die »Neuen« ans Telefon geschickt werden, empfiehlt es sich, einige Regeln aufzustellen, sich diese bewusst zu machen und zu befolgen.

Ihr Gesprächspartner bildet sich in den ersten Sekunden einen Eindruck von Ihnen und die durch Sie vertretene Apotheke – also sollte alles perfekt sein. Je mehr Sie von Ihrem Gesprächspartner wissen, desto persönlicher wird das Gespräch verlaufen.

Arbeiten Sie bewusst mit positiv besetzten Begriffen, um eine angenehme Gesprächsatmosphäre zu schaffen. Wenn Sie auf einen Rückruf warten, können Sie Ihrem Gesprächspartner beispielsweise positiv rückmelden: »Schön, dass Sie so rasch zurückgerufen haben.« Vermeiden Sie hingegen negative Begriffe, sogenannte Reizwörter und verbale Angriffe wie: »Hören Sie mir doch endlich zu.« Oder: »Das haben Sie ganz falsch verstanden.« Besser ist: »Da habe ich mich missverständlich ausgedrückt.«

Kundengespräche am Telefon, ob Bestellungen oder Reklamationen von Kunden, Rückfragen von Lieferanten oder andere Geschäftspartnern, gewinnen zunehmend an Bedeutung, da sie Wege und Zeit sparen. Umso wichtiger ist es, sich klar und strukturiert auszudrücken. Denn im Gegensatz zu einem Gespräch von Angesicht zu Angesicht werden die gesagten Inhalte nicht durch Körpersprache oder Mimik ergänzt. Für den Gesprächseinstieg bedeutet das, dass Sie in einer angemessenen Tonlage mit freundlicher Stimme klären, wer am Telefon ist und um was für ein Anliegen es sich handelt.

Jeder Anrufer weiß gerne, mit wem er gerade spricht. Daher melden Sie sich mit dem Namen Ihrer Apotheke, einer Begrüßung, Ihrem Namen und Ihrer Funktion oder Abteilung.

Ein Beispiel könnte so aussehen: »Himmel Apotheke, guten Morgen. Sie sprechen mit Frau Engel aus dem Verkauf. (kurze Pause) Wie kann ich Ihnen behilflich sein?« oder »Himmel Apotheke, Personalabteilung, guten Tag. Sie sprechen mit Herrn Teufel. (kurze Pause) Was kann ich für Sie tun?«

Die kurze Pause verschafft Ihrem Kunden etwas Zeit, ob er richtig verbunden wurde.

Kommunizieren Sie am Telefon in klaren, wahren Aussagen über Betrieb (soweit das Betriebsgeheimnis dabei nicht übergangen wird), Produkt, Dienstleistungen, Angebote, etc. und natürlich über sich selbst, wenn es von beruflichem Belang ist. Vergessen Sie dabei nicht, dass Sie ein ganzes Team repräsentieren. Dabei sollten Sie bei allem, was Sie sagen, voll und ganz dahinter stehen - das erhöht Ihre Authentizität.

Beispiel: Kunde: »Kann ich das Medikament auch am Freitagabend gegen halb acht abholen?«

Sie: »Ja, das können Sie gerne machen. Unsere Apotheke ist von Montag bis Samstag von 8 bis 20 Uhr für Sie geöffnet.«

Versuchen Sie durch ruhiges, deutliches und langsames Sprechen eine vertrauensvolle Atmosphäre zu schaffen. Lassen Sie den anderen ausreden und erfassen Sie durch aktives Zuhören die Problemstellung genau. Wenn für Sie eine Information nicht eindeutig ist, fragen Sie nach und wiederholen in eigenen Worten kurz und knapp das Anliegen Ihres Gesprächspartners. Somit können Sie überprüfen, ob Sie alles richtig verstanden haben.

Hier kann viel an der Rhetorik im Hinblick auf unterschiedliche Fragetechniken gefeilt werden. Besuchen Sie dazu Telefonseminare oder holen sich einen Telefontrainer ins Haus. Sie werden überrascht sein, wie viel Sie aus Telefongesprächen herausholen können und wie stark die Kundenbindung durch gut geführte Telefonate beeinflusst werden kann.

Grundlagen des Telefonierens

- Achten Sie einmal auf Ihre Stimme. Klingt Ihre Stimme angenehm und wechselt in Stimmfarbe und Satzmelodie? Dadurch vermeiden Sie ein zwar informatives, aber langweiliges und monotones Gespräch.
- Lächeln Sie beim Sprechen oder kneifen Sie bei Pausen die Lippen aufeinander? Auch wenn Sie es für unmöglich halten, Ihr gegenüber spürt, ob Sie gerade entspannt oder unter Stress mit Ihm telefonieren. Sorgen Sie für eine positive Umgebung mit möglichst wenigen Stressfaktoren wie Kundengespräche, Lärm, Mitarbeiterunterhaltungen, etc.
- Stehen, gehen oder sitzen Sie? Je nachdem mit wem Sie kommunizieren, ist es sinnvoll, eine geeignete Position einzunehmen. Verhandeln Sie über Lieferkonditionen empfiehlt es sich zu stehen. Dabei festigt sich Ihre Stimme und Ihr Standpunkt – sie wirken entschlossener. Sprechen Sie mit Ihrem täglichen Lieferanten und geben noch eine weitere Bestellung auf, können Sie durchaus sitzen bleiben.

Checkliste »Einleitung«

- Melde ich mich professionell am Telefon?
- Stimmen die Rahmenbedingungen wie z.B. eine ruhige und ungestörte Atmosphäre?
- Kann ich voll und ganz hinter meinen Aussagen stehen? Bin ich authentisch?
- Setze ich meine Stimme und Sprache so ein, dass sie vertrauen schafft?

18.2 Sie rufen an

Bereiten Sie sich auf ein Telefonat mit einem Spickzettel vor.

Bevor Sie den Telefonhörer in die Hand nehmen, seien Sie sich klar darüber, was Ihr Anliegen ist und wer Ihr Gesprächspartner sein wird.

Möchten Sie beispielsweise eine Bestellung aufgeben, dann bereiten Sie sich gründlich auf das Gespräch vor, in dem Sie im Vorfeld die Ist- und Soll-Bestände kontrollieren und den Bedarf erfassen. Wenn Sie während des Telefonats ins Lager gehen müssen, weil Sie keine aktuellen Zahlen vorliegen haben, wirkt das unprofessionell und Sie nehmen unnötig die Zeit Ihres Gesprächspartners in Anspruch.

Um Telefonate auch nicht unnötiger Weise in die Länge zu ziehen, ist es hilfreich, sich bei vorausgegangenen Gesprächen den direkten Ansprechpartner und dessen Durchwahlnummer zu vermerken. Dadurch haben Sie die Möglichkeit Warteschleifen zu umgehen und direkt mit Ihrem Kontakt verbunden zu werden.

Erreichen Sie nur einen Anrufbeantworter, hinterlassen Sie Ihre Daten, Rückrufnummer und Ihr Anliegen in Kurzform. Vermeiden Sie es, Romane auf den Anrufbeantworter zu sprechen.

> **Checkliste »Sie rufen an«**
> - Was ist mein Anliegen?
> - Habe ich alle benötigten Unterlagen zur Hand?
> - Kenne ich meinen Ansprechpartner und dessen Durchwahl?
> - Ich hinterlasse kurz und prägnant mein Anliegen auf dem Anrufbeantworter, ohne wichtige Informationen zu vergessen?

18.3 Sie werden angerufen

Wenn in der Apotheke ein Anruf eingeht, dann lassen Sie das Telefon zweimal, maximal viermal klingeln, um sich und dem Anrufer die Möglichkeit zu geben, sich auf das Telefongespräch vorzubereiten. Melden Sie sich freundlich, ruhig und deutlich am Telefon.

Sind Sie der gewünschte Ansprechpartner nehmen Sie das Telefonat entgegen, machen sich während des Gesprächs wichtige Notizen und leiten nach dem Telefonat alle nötigen Schritte für eine Weiterbearbeitung ein.

Sind Sie nicht der Ansprechpartner, teilen Sie dies Ihrem Gesprächspartner freundlich mit und verbinden Sie ihn mit der zuständigen Person. Durch die Weiterreichung des Gesprächs, an einen für dieses Gespräch kompetenten Kollegen, wird einem Informationsverlust, bzw. einer fehlerhaften Auskunft vorgebeugt.

> **Checkliste »Sie werden angerufen«**
> - Ich lasse zweimal, maximal viermal das Telefon klingeln, bevor ich das Gespräch annehme.

18.4 Während des Telefonats

Während des Telefonats konzentrieren Sie sich bitte nur auf das Gespräch und machen Sie nichts nebenbei – nicht essen, nicht rauchen, nicht trinken oder gar Kaugummi kauen.

Vermeiden Sie – wenn möglich – Störgeräusche und Unterbrechungen.

Selbstverständlich sind nebenher weitere Gespräche mit Kollegen oder Kunden tabu. Lassen Sie sich auf das Telefonat ein. Bleiben Sie freundlich und versuchen Sie, wie schon erwähnt, während des Gesprächs zu lächeln. Ihr Gesprächspartner spürt Ihre Einstellung.

Vermeiden Sie Fach- und Fremdwörter und sprechen Sie in der Sprache des Kunden. Fragen Sie aktiv bei Ihrem Gesprächspartner nach, ob er auch alles verstanden hat und geben Sie ihm Zeit, selbst Fragen zu stellen.

Lassen Sie Ihren Partner ausreden und hören diesem auch zu – damit Sie ihn ganz verstehen.

Um auf Dauer Verspannungen entgegen zu wirken, klemmen Sie sich den Hörer nicht zwischen Kinn und Schulter. Diese Angewohnheit ermöglicht zwar, beide Hände frei zu haben, kann aber auch dazu führen, schlechter verstanden zu werden. Wenn Sie häufiger telefonieren, sollten Sie über ein Headset nachdenken, das Sie aufrecht sitzen oder stehen lässt und Ihnen gleichzeitig mehr Bewegungsfreiheit bietet.

Sie wissen ja schon: am besten sitzen Sie aufrecht oder stehen bei Telefongesprächen – gerade bei Reklamationen hilft das Stehen, ruhig zu bleiben und den eigenen Standpunkt zu vertreten.

Schreiben Sie sich nun zu Beginn und während des Gesprächs allgemeine Notizen wie den Namen des Gesprächspartners, das Datum, den Grund des Anrufs, die Rückrufnummer usw. auf einen Block auf – die Notizblöcke gibt es schon vorgefertigt oder kann man sie sich kostengünstig mit eigenem Logo erstellen lassen.

Zum Ende des Gesprächs wiederholen Sie alles noch einmal kurz und präzise und erläutern das weitere Vorgehen. Beispiel »Wir bestellen das Präparat zu heute Mittag 13 Uhr«. Oder: »Wir liefern Ihnen das Medikament wie besprochen heute Abend gegen 18.15 Uhr.«

Fassen Sie am Ende eines Gesprächs dieses nochmal kurz für den Gesprächspartner und sich zusammen.

- Ich mache mir von Anfang bis Ende Notizen.
- Zum Ende des Gesprächs wiederhole ich kurz und knapp sinngemäß den Inhalt des Telefonats, um möglichen Missverständnissen entgegen zu wirken und das weitere Vorgehen zu erläutern.

18.5   Private Gespräche

Generell wird kein Arbeitgeber etwas dagegen haben, wenn Sie ein kurzes privates Gespräch annehmen. Prinzipiell gilt jedoch: keine privaten Gespräche während der Arbeitszeit. Dazu haben Sie Pausen oder Sie halten kurz Rücksprache, ob ein kurzes Telefonat in einer ruhigen Minute okay ist.

Versichern Sie sich aber, dass Sie keinen Kollegen und selbstverständlich kein Kundengespräch stören. Seien Sie sich bewusst, dass Sie hier arbeiten. Schalten Sie Ihre Blackberries, Blueberries und Strawberries und andere mobilen Geräte aus. Auch als Besitzer eines Mobiltelefons müssen Sie nicht ständig erreichbar sein – freuen Sie sich zur Abwechslung über die gewonnene Freiheit, unerreichbar zu sein!

Checkliste »Private Gespräche«
- Ich versuche private Gespräche während der Arbeitszeit zu vermeiden.
- Sollte ein privates Telefonat nötig sein, hole ich mir vorher die Erlaubnis ein.
- Mein Mobiltelefon schalte ich auf stumm oder ganz aus.

Merkzettel

Telefongespräche

- Der Gesprächspartner bildet sich schon am Telefon in den ersten Sekunden einen Eindruck von Ihnen und der Apotheke.
- Je mehr Sie von Ihrem Gesprächspartner wissen, desto persönlicher wird das Gespräch.
- Klare und strukturierte Kommunikation ist am Telefon wichtiger als im Gespräch von Angesicht zu Angesicht, da hier nicht durch Körpersprache oder Mimik die Aussage unterstütz werden kann.
- Achten Sie auf eine einheitliche und professionelle Begrüßung.

Sie rufen an

- Seien Sie sich über Ihr Anliegen im Klaren.

- Bereiten Sie sich auf das Telefonat vor, evtl. erstellen Sie einen Spickzettel.
- Ziehen Sie Telefonate wegen mangelnder Vorbereitung nicht unnötig in die Länge.

Sie werden angerufen

- Lassen Sie das Telefon zwei, maximal viermal klingeln, bevor Sie abheben.
- Stellen Sie fest, ob Sie der richtige Ansprechpartner sind, oder ob ein Kollege qualifiziertere Auskunft geben kann.

Während des Telefonats

- Konzentrieren Sie sich während des Gesprächs nur auf das Telefonat und vermeiden Sie es, andere Dinge nebenher zu erledigen.

- Vermeiden Sie Fach- und Fremdwörter und sprechen Sie in der Sprache Ihres Kunden.
- Lassen Sie Raum für Verständnis- und andere Rückfragen.
- Machen Sie sich während des ganzen Gesprächs Notizen und leiten Sie die nötigen weiteren Schritte ein.
- Wiederholen Sie zum Ende des Telefonats noch einmal kurz und knapp den Inhalt.

Private Gespräche

- Nutzen Sie Pausen für private Gespräche.
- Freuen Sie sich über die gewonnene Freiheit, Ihr Mobiltelefon auch mal ausschalten zu können.

Stellen Sie Ihre eignen Bemerkungen zusammen (◨ Abb. 18.2).

Kapitel 18 · Telefongespräche

□ Abb. 18.2 Eigene Bemerkungen

Empfehlungspakete und Zusatzverkäufe

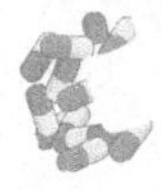

Abb. 19.1 Empfehlungspakete

19.1 Erarbeitung von indikationsbezogenen Empfehlungspaketen (= Packages) im Team

Heute gibt es kaum noch Produkte im Markt, die ein absolutes Alleinstellungsmerkmal aufweisen. Der Kunde hat die Qual der Wahl und muss sich entscheiden. Sie als Fachkraft sind ein wesentlicher Faktor, der zur Entscheidung des Kunden beiträgt. Um auch hier ein einheitliches Auftreten der Apothekenmitarbeiter zu ermöglichen, empfiehlt es sich, Empfehlungspakte zu erstellen (**Abb. 19.1**).

Empfehlungspakte oder auch Packages genannt, sind Produkte, die durch eine gezielte Zusatzempfehlung dem Kunden angeboten werden.

Hieraus ergeben sich zwei Vorteile:

1. Der Kunde bekommt eine unterstützende Alternative angeboten, die ihm einen gewissen Mehrwert bietet,
2. Sie erhöhen den Umsatz der Apotheke.

Indikationsbezogene Empfehlungspakete können in Audits gemeinsam erarbeitet werden. Dabei werden die Apothekenmitarbeiter gleichzeitig zu bestimmten Produkten gezielt gefördert. Hier ergibt sich die Möglichkeit interne Schulungen mit eigenem Personal durchzuführen oder auf externe Hilfe zurückzugreifen. Häufig werden Inhouse-Schulungen von der Pharmaindustrie angeboten und die Mitarbeiter so auf den neuesten wissenschaftlichen Stand gebracht. Durch Fachtrainer und Verkaufsprofis können ebenfalls gezielte verkaufsfördernde Maßnahmen durchgeführt und von den Mitarbeitern erlernt werden.

Wichtig sind bei der gemeinsamen Erstellung von Empfehlungspakten die Informationen über Dosierung, Anwendung, Inhaltsstoffe usw. Ihrer Fokusprodukte (**Tab. 19.1**). Das Apothekenteam muss sich also Gedanken machen, wie man das Zielprodukt verstärkt empfehlen kann, entweder als Ergänzung zu hereingegebenen Rezepten oder im Rahmen von Empfehlungen bei von Kunden geschilderten Beschwerden oder Bedürfnissen.

Packages können für alle Indikationen erstellt werden. Weitere mögliche Indikationen und Unterteilungen in Subgruppen sind beispielsweise:

- Erkältung
  - Halsschmerzen
  - Heiserkeit
  - Schnupfen
  - Kopfschmerzen
  - Schlappheitsgefühl
- Herpes
  - Lippenherpes
  - Gürtelrose
- Kontrazeptiva
  - oral

Ziel für das Team soll es sein, Spielräume für cross selling und Zusatzverkäufe wahrzunehmen, den Nutzen für den Kunden herauszustellen und somit erhöhte Abverkäufe zu generieren.

Tab. 19.1 Beispiele für Packages			
Indikation	Produkte	Zusatzempfehlung	Nutzen
Durchfall			
Kinder	Perenterol	Elotrans	Damit sich Ihr Kind schnell besser und nicht mehr so schlapp fühlt. Elotrans ist wichtig für den Wasser- und Elektrolythaushalt, gerade bei Kleinkindern.
Erwachsene	Imodium akut lingual	Omniflora	Ideal für unterwegs, ohne Wasser, einfach auf die Zunge legen. Omniflora unterstützt den Wiederaufbau der Darmflora.

- andere
- Mykosen
    - Füße
    - Fingernägel
    - vaginal
- Sonnenschutz
    - Après sun
    - Sonnencremes & Co.

Es bietet sich an, gemeinsam in einem Audit die Grundlage zu schaffen, sich auf Indikationen zu einigen, eine Liste nach dem Beispiel von **Tab. 19.1** zu entwickeln und diese im Pausen- oder Mitarbeiterraum aufzuhängen. Jeder Mitarbeiter kann nun passende (oder günstig eingekaufte) Produkte und geeignete Zusatzprodukte eintragen und gleich den Nutzen aufschreiben, damit…

- … es dem Kunden bald wieder besser geht.
- … die Schwellung schnell zurück geht.
- … der Schmerz bald nachlässt.
- … die Haut keine bleibenden Schäden bekommt.

Der Vorteil liegt darin, dass jeder Mitarbeiter aktiv an der Erstellung der Packages teilnimmt und sich Gedanken zu Produkten, möglichen Zusatzempfehlungen und dem (bildhaften) Nutzen macht.

Durch den öffentlichen Aushang wird eine einheitliche Empfehlungsstrategie eingefordert und jeder Mitarbeiter angeregt, sich in einer einheitlichen Argumentationslinie dem Kunden gegenüber zu äußern. Das hat den Vorteil, dass nicht nur optisch, durch beispielsweise Kleidung oder Halstücher, ein Team in der Apotheke arbeitet, sondern das Team auch eine gemeinsame Empfehlungsphilosophie vereint und nach außen vertritt.

> **Kleiner Tipp:** Tees lassen sich bei nahezu jeder Indikation unterstützend empfehlen!

19.2 Zusatzempfehlung

Mit Zusatzempfehlungen, die auch als »cross selling« bezeichnet werden, helfen Sie Ihrer Apotheke, sich positiv gegenüber anderen Apo-

> **Zusatzempfehlung:** Vorteile für Ihre Kunden und Ihre Apotheke

Merkzettel

Empfehlungspakete und Zusatzempfehlungen
- Indikationsbezogene Empfehlungspakete können in Audits gemeinsam erarbeitet werden.
- Mit Zusatzempfehlungen kann sich Ihre Apotheke positiv gegenüber anderen Apotheken abheben.

- Jeder Mitarbeiter wird angeregt, sich aktiv Gedanken über Packages und deren Nutzen zu machen.

Zusatzempfehlungen
- Der Kunde soll das Gefühl erhalten, wirklich beraten und nicht nur abgefertigt zu werden.

- Mittels Zusatzempfehlungen steigern Sie Ihre Verkaufsstärke und so Ihre Berufssicherung.

Stellen Sie Ihre eigenen Bemerkungen zusammen (◘ Abb. 19.2).

theken abzuheben. Deshalb ist es Ihre Chance dank Ihrer Beratungskompetenz – die das aktive Aussprechen von Zusatzempfehlungen mit beinhaltet – Ihrer Apotheke das entscheidende »Plus« gegenüber Ihren Mitbewerbern zu verleihen.

Ihr Kunde wird immer selbst entscheiden, ob er Ihre Zusatzempfehlung annehmen wird oder nicht. Wenn er diese sinnvolle Zusatzempfehlung jedoch nicht kennt, wird er auch nicht danach fragen! Schließlich stellen Sie für Ihn den Experten dar.

Mit Ihrer ganzheitlichen Beratung, Ihrem Fachwissen und Ihrem Einfühlungsvermögen für die Bedürfnisse Ihrer Kunden, leisten Sie echte Hilfestellung: stellen Sie nicht den Verkauf in den Mittelpunkt, sondern vermitteln Sie Ihrem Kunden, dass Sie ihm als Gesundheitsexperte/in Ideen und Tipps in Sachen Gesundheit oder schnelle Linderung geben.

Das Wichtigste ist das aufmerksame Zuhören (= aktives Zuhören) bzw. Hinterfragen der Bedürfnisse Ihrer Kunden. So zeigen Sie ihm, dass Sie nicht ein »Verkaufsprogramm« abspulen, sondern Ihren Kunden als Person ernst nehmen und eine individuelle Lösung suchen und anbieten.

Der Kunde erhält das Gefühl, wirklich beraten – und nicht nur abgefertigt zu werden.

Der aktive Verkauf über Zusatzempfehlungen bietet auch Ihnen persönlich eine neue Herausforderung: Ergreifen Sie die Chance, vom »Verwalter« zum »Eroberer« zu werden. Erweitern Sie Ihre Verkaufsstärke und ihr persönliches Beratungspotential und Ihre Berufssicherung (= steter guter Umsatz).

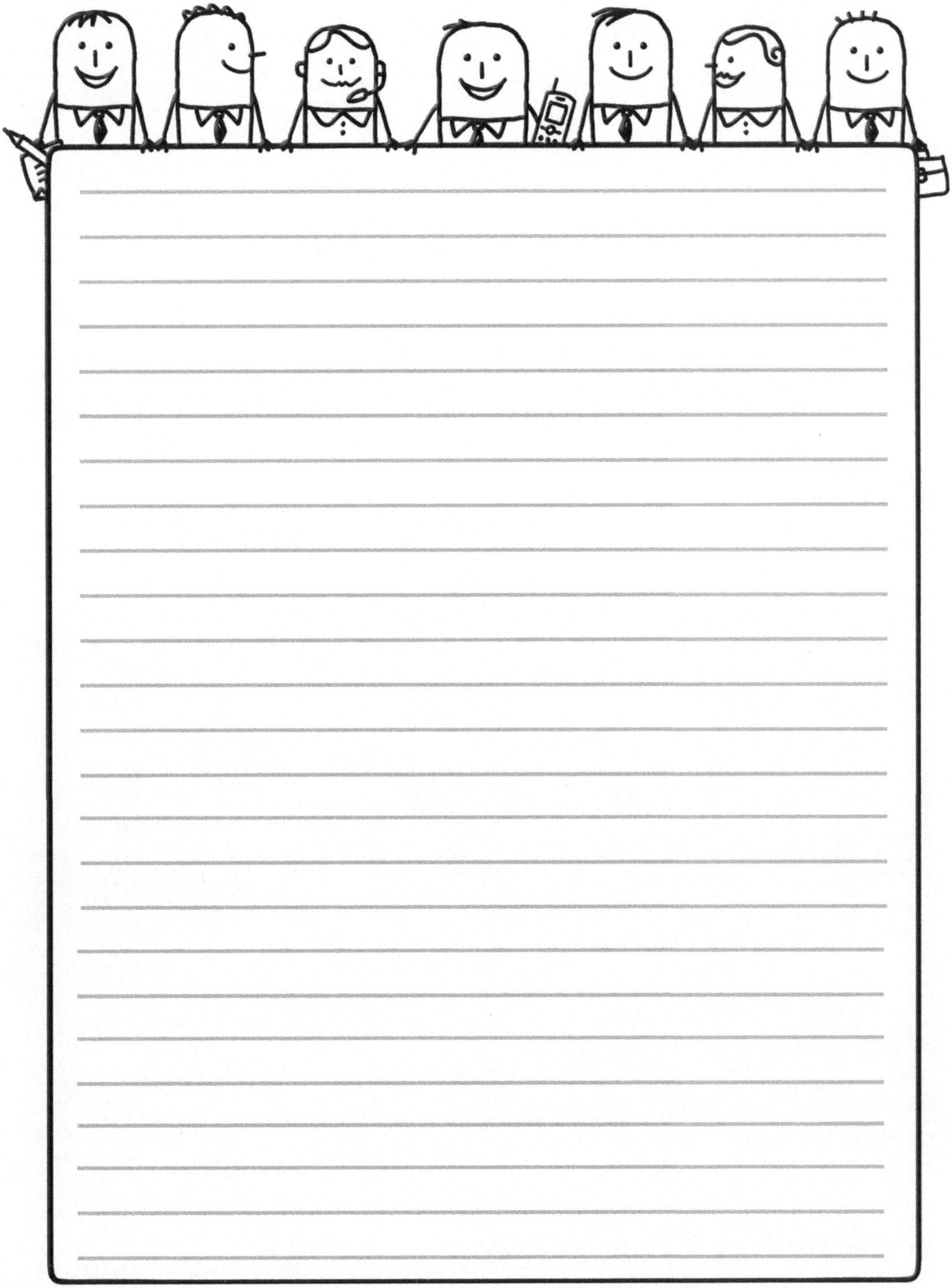

Abb. 19.2 Eigenen Bemerkungen

Werbung und Marketing

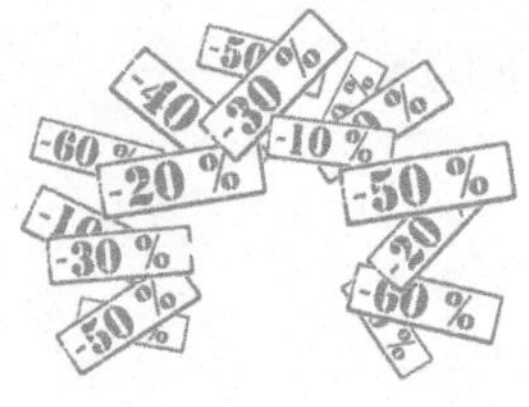

Abb. 20.1 Werbung und Marketing

**»Werbung ist die Kunst,
auf den Kopf zu zielen und
die Brieftasche zu treffen.«
Vance Packard (1914–1996),
amerikanischer Journalist und
Sozialkritiker**

**Lassen Sie die einschränken-
den Regelungen zur Werbung
nicht außer Acht!**

20.1 Einleitung

Kommunikation – Erfolgsfaktor in der Apotheke. Aber auch die Kommunikation nach außen, zu Ihren (potentiellen) Kunden darf nicht fehlen. Daher greifen wir das Thema Werbung und Marketing auf (Abb. 20.1).

Werbung dient der direkten und indirekten, bewussten und unbewussten Beeinflussung der Menschen. Durch Werbung werden Bedürfnisse angesprochen, die zu einem Kauf in Ihrer Apotheke führen sollen. **Marketing** beschäftigt sich mit der Umsetzung von Werbung. Also mit einer gezielten Strategie, den Kunden anzusprechen. Marketing geht sogar noch weiter, bis hin zu einer Führungskonzeption, die beispielsweise Verwaltung und Personal mit einschließt.

In diesem Kapitel möchten wir auf mögliche Werbung und Veranstaltungen sowie den Einsatz von sinnvoller Marktforschung in der Apotheke hinweisen und aufmerksam machen.

Das Ziel von Werbung, egal welcher Definition man zugeneigt ist, ist die gezielte Einflussnahme von Menschen, um diese als potentielle Käufer zu generieren.

Aber Achtung: Neben den zahlreichen berufsrechtlichen Regelungen, wie sie das Apothekengesetz (A-poG), das Arzneimittelgesetz (AMG), die Apotheken-Betriebsordnung (ApBetrO), das Lebensmittel- und Bedarfsgegenständegesetz (LMBG) und die Arzneimittelpreisverordnung (AmPrV) vorschreiben, ist zur Werbung für Arzneimittel auch das Heilmittelwerbegesetz (HWG) und das Gesetz gegen unlauteren Wettbewerb (UWG) zu beachten. Was bleibt da noch übrig? (Folgende Aufzählungen haben nicht den Anspruch der Vollständigkeit!)

Folgende Auflistungen sollen Ihnen eine Hilfestellung sein:

Wie darf geworben werden?

- Briefwerbung ist grundsätzlich erlaubt, es sei denn, der Empfänger wünscht ausdrücklich keine Briefsendung
- kostenlose Dienstleistungen, wobei das Werben mit dem Begriff »kostenlos« unzulässig ist
- Werbegeschenke, aber nur Proben und Kleinigkeiten
- apothekenübliche Kunden- und Kinderzeitungen, Werbekalender und geringwertige Gegenstände des Randsortiments
- allgemeine Werbung mit Preisen, wenn deutlich auf die »Einheitlichkeit des Abgabepreises für apothekenpflichtige Arzneimittel« hingewiesen wird

Und was wäre unzulässig?

- Telefon- und Faxwerbung, es sei denn der Angerufene wünscht ausdrücklich ein Telefonat oder ein Fax
- Verteilen von Originalware in größeren Mengen
- Absprachen zwischen Ärzten und Apothekern
- Werbung für apothekenpflichtige Arzneimittel *außerhalb* der Apothekenbetriebsordnung

— Anbieten von Speisen und Getränken zum Verzehr in der Apotheke über das Gewähren einer Warenprobe hinaus.

Im Allgemeinen dient Werbung der gezielten und bewussten Manipulation der Menschen. Durch sie sollen häufig unbewusste Bedürfnisse potentieller Kunden und Konsumenten assoziativ mit bestimmten Produkten und Dienstleistungen gekoppelt werden.

Erfolgreiche Werbung ist gekennzeichnet durch:

— Aufmerksamkeitsstärke, also Werbeelemente, die neugierig machen und ein Produkt mit positiven Gefühlen koppeln
— Glaubwürdigkeit der gegebenen Information, also der Wahrheitsgehalt oder das Image, das mit einem Produkt transportiert wird
— Merkfähigkeit und Wiedererkennung, z.B. ein gut einprägsames Logo oder Schriftzug
— Relevanz für den Konsumenten, also die Wichtigkeit eines Produktes die zur Kaufentscheidung beiträgt
— Kontinuität, wie z.B. gleichbleibende Merkmale wie Qualität oder Preis

20.2 Apothekenaktion

Mittels Apothekenaktionen haben Apotheken die Möglichkeit durch unterschiedliche Angebote wie

— Vorträge,
— Endverbraucheraktionen,
— Hinweise auf aktuelle Themen,
— unterschiedliche Kurse,
— etc.

auf sich aufmerksam zu machen. Die Häufigkeit von Aktionen ist unterschiedlich und obliegt der Apotheke selbst.

Vorträge können ebenso wie Endverbraucheraktionen wöchentlich oder monatlich durchgeführt werden.

Hinweise auf aktuelle Themen wie die Sammlung von Spendengeldern für Kinderheime, Hospize o.ä. können über mehrere Monate beworben werden.

Die unterschiedlichen Kurse zum gemeinsamen Walken, Kochen oder Austausch über bestimmte Krankheiten können ebenfalls wöchentlich oder 14-tägig angeboten werden.

Was bewirken Apothekenaktionen?

Durch eine Apothekenaktion bringen Sie frischen Wind in Ihren Alltag, in die Motivation Ihrer Mitarbeiter und in das Image Ihrer Apotheke. Sie bietet dem gesamten Team Abwechslung, zeigt Ihren Kunden Ihr Engagement und Ihre Einbindung in die aktuellen Marktprozesse, und es macht die Straßenpassanten und/oder Anwohner auf Sie aufmerksam.

Hierdurch heben Sie sich von Ihren Mitbewerbern ab. Sie signalisieren Qualität und Dynamik. Und wenn Sie so etwas häufiger anbieten und durchführen, wird sich Ihr Einzugsgebiet allmählich von ganz allein nachhaltig vergrößern.

Bei Endverbraucheraktionen geht es allein um das Ziel, die Empfehlungsbereitschaft der Mitarbeiter zu erhöhen. Sammeln Sie gemeinsam Themen und holen Sie von der Idee bis zur Umsetzung alle mit ins Boot. Jeder Ihrer Kollegen hat Hobbys und Schwerpunkte. Überlegen Sie, wie diese als Aktion umgesetzt werden können.

Aktionen fein abgestimmt auf die Jahreszeit werden von Ihren Kunden gerne angenommen. So kommen Kunden im Sommer gerne zu Ihnen und probieren ein leckeres Brausegranulat oder im Winter einen wohlschmeckenden Tee. Schaffen Sie bei Ihren Kunden Neugierde und Interesse, was wohl nächsten Monat kommen mag. Entlocken Sie Ihrem Kunden ein Lächeln, ein gutes Gefühl (entsteht durch Bildung von Glückshormonen, die durch Druck auf bestimmte Muskelgruppen beim Lächeln produziert werden) und zeigen Sie Engagement und unkonventionelle Methoden in der Werbung.

Sinnvoll für alle Beteiligten (hinter den Kulissen) ist es, unter guten Konditionen einzukaufen und die Einkaufsvorteile an die Kunden weiter zu geben – auch wenn das keine neue Information sein sollte. Schaffen Sie eine win-win-Situation nach der anderen.

Beispiele für klassische Themen sind:

- Ernährung im Alltag
- Diät- und Sportlernahrung
- Entwöhnungsmittel
- Vitamine und Mineralstoffe
- Hausapotheke auf dem aktuellen Stand?
- Fit für die Reise - Ihre Reiseapotheke
- Venenmesstage
- Immunsystem
- Magen-Darm
- Erkältung

Etwas gewagtere Themen hier:

- Karneval – Kopfschmerz und Schwangerschaft
- Achtung: diese Produkte stehen bei uns auf der schwarzen Liste!
- Neujahr und wie Sie die guten Vorsätze auch umsetzen (nicht rauchen, abnehmen,…)
- Weihnachten: Friede, Freude, Stimmungsaufheller und ihre Einschränkungen
- Komm wir gehen Pilze sammeln! Wie Sie Fußpilz….

Endverbraucheraktionen sollen individuell auf die Apotheke und das Team zugeschnitten und vorbereitet sein. In einem gemeinsamen Teamaudit können Eckpunkte für den nächsten Aktionstag festgelegt werden:

- die Idee
- das Produkt

- den Aktionstag (Datum, Kundenfrequenz)
- den verantwortlichen Apothekenmitarbeiter (PTA oder PKA)
- die Werbemittel (Eigene Folder, Flyer, Anschreiben, Proben, give-aways, etc.)
- die Einteilung und Vorbereitung (EV-Stand, Infoplakate, Infomaterial) und
- Inhalt und Umfang der begleitenden Marktforschung (▶ Abschn. 20.3)

Die mit den Mitarbeitern besprochenen Vorbereitungen stärken das Engagement und erweitern die Aufgabengebiete. Geben Sie Raum für eigene Ideen und Kreativität.

Nehmen wir einmal eigen entworfene und hergestellte Flyer als Beispiel: Häufig reagieren Kunden kritisch gegenüber der kommerziellen Werbung der Pharmafirmen – somit ist ein eigener Folder eine gute Möglichkeit Ihre Kunden zu informieren und gleichzeitig an Ihre Apotheke zu erinnern.

Und denken Sie unbedingt an Mundpropaganda. Häufig unterschätzt folgt man doch der Empfehlung einer Freundin oder eines Bekannten. Klatsch und Tratsch sind manchmal die beste Werbung.

Bedenken Sie, dass eine Endverbraucheraktion ganz andere Anforderungen an Ihre Mitarbeiter und Kollegen stellt als ein normaler Arbeitstag. Hierbei werden fast immer neue Kompetenzverteilungen erforderlich, was Engagement und Einsatz fordert. Sie werden feststellen, dass daraus nachhaltige Motivationsstrategien der Kollegen folgen. Zukünftig wird bei Ihnen mehr los sein! Das hat positive Auswirkungen auf Umsatz, Image und Bekanntheit. So werden sie dauerhaft stärker im Markt - und stärker im Team.

Nicht zuletzt haben Aufmerksamkeit und qualifizierte Beratung wesentlichen Einfluss auf die Entscheidungsfindung von Endverbrauchern. Das hat Konsequenzen sowohl bei von Ihren Kunden getätigten Einkäufen als auch bei Ihren Umsatzzahlen.

Je nach Werbeetat können Sie Ihre Maßnahme unterstützen. Sei es durch mobile Werbung mittels Autos oder Werbegürtel, die von jungen Menschen durch die Fußgängerzone getragen werden und die Aufmerksamkeit der Laufkundschaft auf sich ziehen oder Glücksräder, bei denen man unterschiedliche Produkte oder bestimmte Dienstleistungen gewinnen kann. Scheuen Sie sich nicht für die Anfänge eine Agentur oder eine Fachkraft zu beauftragen. Gute Werbung ist nicht billig, richtig investiert und eingesetzt aber sehr effizient und nachhaltig.

20.3 **Marktforschung**

Was nützen die größten Bemühungen, wenn sie an den Bedürfnissen Ihrer Kunden vorbeigehen oder eventuelle Schwachstellen nicht beseitigt werden, weil Sie sie nicht erkennen?

Eine begleitende Marktforschung unterstützt Sie, Fehlerquellen zu erkennen und Stärken auszubauen.

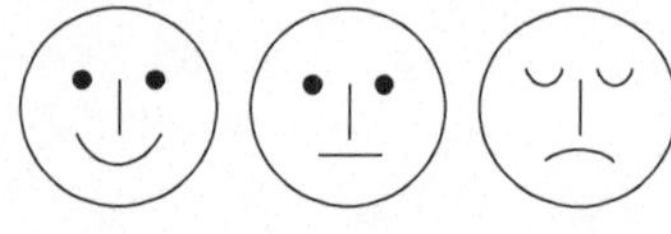

Abb. 20.2 Graphische Darstellung mit Smileys

Der Kunde wählt gezielt aus, wohin er sich wendet – die Entscheidung wird durch subjektive Aspekte beeinflusst.

Durch eine begleitende Marktforschung bei unterschiedlichen Aktionen können Daten über Ihre Kundenprofile und Kundenwünsche, über Ihre aktuelle Außenwirkung und über diejenigen Ansatzpunkte, deren Verbesserungsmöglichkeiten kurzfristig den höchsten Effekt bringen, erhoben werden. Frei nach dem Motto: Wer nicht fragt, der nicht gewinnt.

Mittels Marktforschung können Sie für Ihre Apotheke ganz leicht erkennen, wann eine Aktion sinnvoll und erfolgreich war und wann die Ergebnisse nicht zufriedenstellend ausgefallen sind.

Diese Informationen sind einerseits ganz entscheidend, um Ihre aktuelle Ausrichtung optimal steuern zu können. Andererseits sind sie nicht zuletzt als Basis für erfolgreiche Aktionstage und einem bestmöglichen Umsatz äußerst hilfreich.

Kunden wählen gezielt aus, wohin sie sich wenden. Hierbei spielt eine erhebliche Rolle, von wem sie sich gut beraten fühlen und welche Apotheke den Eindruck vermittelt, fachlich auf der Höhe der Zeit zu sein. Da das Ihre Kunden nur sehr schwer zutreffend beurteilen können, werden in der Regel Ersatzkriterien herangezogen. Ersatzkriterien die gerne als Vergleich genommen werden sind beispielsweise die einheitliche Kleidung der Mitarbeiter, die Größe der Apotheke, Kundenkarten und die Freundlichkeit der Mitarbeiter. Alle subjektiv wahrgenommene Aspekte, die nichts über die Qualität Ihrer Apotheke aussagen, aber Ihre Kunden in ihrer Entscheidungsfindung beeinflussen.

Lassen Sie sich von dem Begriff Marktforschung nicht abschrecken. Mit einfachen Mitteln können Sie – ohne viel Geld aufwenden zu müssen, ohne ein Experte auf dem Gebiet Marktforschung zu sein und ohne die Passanten auf der Straße anzusprechen – eine enorme Fülle an Informationen über Ihre Apotheke, Ihre Beratungsqualität und Ihre Mitarbeiter erhalten.

Für die Befragung Ihrer Kunden steht Ihnen eine ganze Reihe an Skalen zur Bewertung zur Verfügung. Wir möchten Ihnen hier drei typische Modelle vorstellen.

■   1. Grafische Skala

Die einladenden und positiv wirkenden Symbole sind besonders für ältere Menschen geeignet, da die Bewertung einfach zu überblicken ist. So können Sie beispielsweise Ihre Kunden nach der Freundlichkeit der Apothekenmitarbeiter oder der Atmosphäre in Ihrer Apotheke befragen (■ Abb. 20.2).

■   2. Likert-Skala

Um eine Rückmeldung über Meinungen und Einstellungen zu erhalten, überprüft man bei dieser Variante eine Aussage. Der Kunde muss sich für eine Antwortmöglichkeit entscheiden.

Beispiel: Diese Apothekenaktion war sehr informativ.
— stimme voll und ganz zu
— stimme zu

= bin unentschieden
= stimme nicht zu
= stimme überhaupt nicht zu

■ **3. Häufigkeitsskala**

Diese Skala verdeutlicht Häufigkeiten, als wie oft etwas geschieht. Auch hier muss sich der Kunde für eine Antwortmöglichkeit entscheiden.

Beispiel: In der Apotheke warte ich regelmäßig, um beraten zu werden.

= immer
= oft
= gelegentlich
= selten
= nie

Selbstverständlich können Sie Ihre Kunden auch nach dem klassischen Schulnotensystem von 1 bis 6 befragen. Überlegen Sie sich bei der Auswahl der geeigneten Skala, welchen Kunden Sie ansprechen wollen und welche Rückmeldung Sie erhalten möchten.

20.4   Bonussysteme und Co.

Bonussysteme an sich sagen zwar wenig über die Qualität der Apotheke aus, doch sind sie für kundenorientierte Apotheken inzwischen fester Bestandteil. Denn für erfolgreiche Kommunikation mit dem Kunden gehören Bonussysteme wie Rabattmarken, Gesundheitskarten und Münzen, da sie die Kundenbindung einfacher macht und verstärkt. Durch Bonussysteme können Sie bei Ihren Kunden Anker setzen, die dazu führen, dass der Kunde immer wieder kommt, da er neben der persönlichen Anerkennung ganz einfach nebenbei noch sammeln kann.

Seit Mitte 2002 können gezielt, unter Beachtung der rechtlichen Grundlagen (den aktuellen Stand geben die zuständigen Kammern bekannt), betriebswirtschaftliche Effektivität und Kundentreue gefördert werden. Neben dem hohen Mehrwert für Ihre Kunden, können auch gezielt Kampagnen (s. Kapitel Empfehlungspakete) unterstützt werden und Sie als Apothekenteam brillieren.

Aber Achtung: Preisreduzierungen müssen einen höheren Umsatz zur Folge haben, ansonsten ist das Projekt Bonussystem und Co. in seinen Folgen fatal.

Einige Varianten von Bonus- und Rabattsystemen:

= Bonustaler
= Goldmünzen
= Kundenkarten
= Punkte (im EDV-System)
= Stempelhefte

> **Der Jäger und Sammler stecken in fast jedem von uns, also lautet das Motto: mit Bonus und Rabatt binden.**

Merkzettel

Apothekenaktionen
- »Werbung ist die Kunst, auf den Kopf zu zielen und die Brieftasche zu treffen.«
- Durch eine Apothekenaktion bringen Sie frischen Wind in Ihren Alltag, in die Motivation Ihrer Mitarbeiter und in das Image Ihrer Apotheke.
- Schaffen Sie bei Ihren Kunden Neugierde und Interesse, was wohl nächsten Monat kommen mag.
- Kaufen Sie unter guten Konditionen ein und geben die Einkaufsvorteile an Ihre Kunden weiter.
- Endverbraucheraktionen sollen individuell auf die Apotheke und das Team zugeschnitten und vorbereitet sein.
- Bei Aktionen werden fast immer neue Kompetenzverteilungen erforderlich, was Engagement und Einsatz der Mitarbeiter fordert.
- Gute Werbung ist nicht billig – richtig investiert und eingesetzt aber sehr effizient und nachhaltig.

Marktforschung
- Kunden wählen gezielt aus, wohin sie sich wenden.
- Durch eine begleitende Marktforschung bei beispielsweise Endverbraucheraktionen, können Daten über Ihre Kundenprofile und Kundenwünsche erhoben werden.
- Schaffen Sie ein möglichst verbindliches Auftreten.

Bonussysteme & Co.
- Bonussysteme werden gerne in Anspruch genommen, um für sich einen Vorteil zu erlangen.
- Durch Bonussysteme können Sie bei Ihren Kunden Anker setzen, die dazu führen, dass der Kunde immer wieder kommt.
- Es zeigt sich deutlich, dass länger andauernde Sammelsysteme am nachhaltigsten sind.

Stellen Sie Ihre eigenen Bemerkungen zusammen (❏ Abb. 20.3).

- Warengutscheine
- gezielte Preisnachlässe
- Rabattaktionen wie Coupon-Flyer, Saison-Flyer
- Gutscheine
- Testaktionen
- individuelle Kalender
- Grußkarten und
- Vorträge.

Eine gesunde Mischung von aufmerksamkeitsstarken Aktionen und langdauernder Kundenbindung durch gezielte Bonussysteme ist die effektivste Art, Kunden nachhaltig zu binden.

Überlegen Sie sich, worüber Sie sich freuen würden. Haben Sie eine gute Idee?

Es zeigt sich deutlich, dass Nachhaltigkeit durch länger andauernde Sammelsysteme am effektivsten gelingt.

Aktionen, auf die die Kunden sofort reagieren müssen, um den Vorteil, also das aktuelle Angebot nutzen zu können, sind nicht nachhaltig, sondern lediglich kurzfristig absatzsteigernd, dafür ziehen sie allerdings die Aufmerksamkeit auf sich.

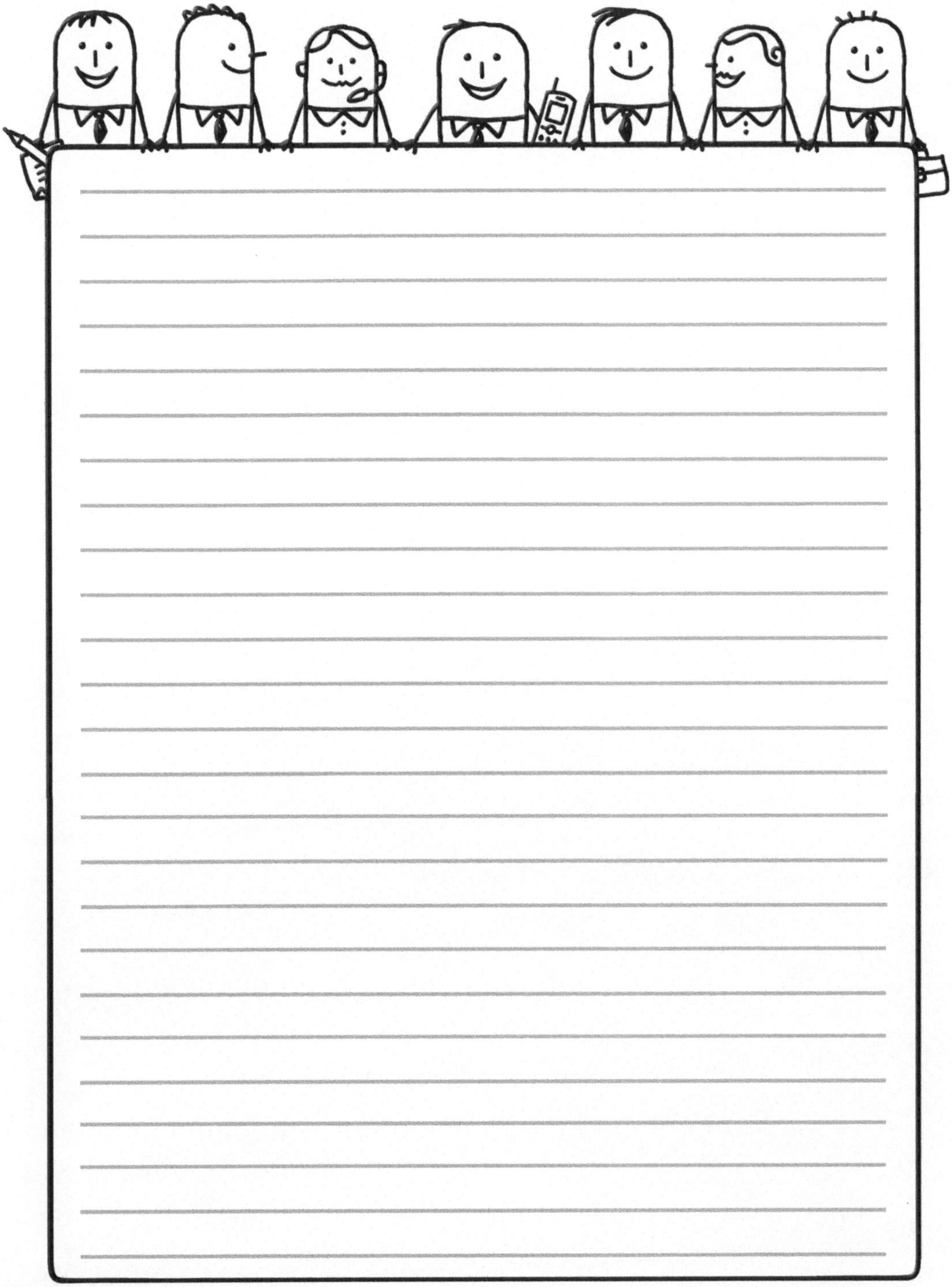

Abb. 20.3 Eigene Bemerkungen

Außenwirkung

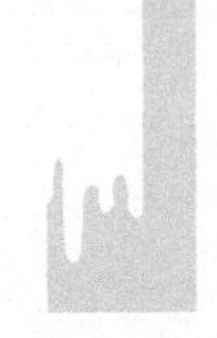

Abb. 21.1 Außenwirkung

Das rote Apotheken-A ist ein typischer »eye catcher« der heutigen Zeit, das von weitem schon gesehen werden kann und anzeigt: hier ist eine Apotheke.

Neben der internen Kommunikation zwischen Ihren Mitarbeitern und der Kommunikation gerichtet an Ihre Kunden mittels Werbung vermittelt auch Ihre Apotheke selbst, deren Einrichtung, Beleuchtung, Temperatur usw. einen Eindruck auf Ihre Kunden (Abb. 21.1). Auf Grund dessen zählen wir auch Ihren Verkaufsraum und die Schaufenster Ihrer Apotheke zur Kommunikation hinzu.

21.1 Eindruck der Apotheke

Die Außenwirkung ist neben dem Standort für den Erfolg einer Apotheke von grundlegender Bedeutung. Einerseits soll sich die Apotheke in das Bild der Umgebung einfügen, andererseits wollen Sie auffallen und sich von den umliegenden Geschäften abheben.

Im Folgenden haben wir eine Liste zusammengestellt, die Ihnen aufzeigt, auf welche Punkte der Kunde reagiert und anhand welcher Kriterien er beurteilt.

- **Wie wirkt Ihre Apotheke von außen betrachtet?**

Selbst eine neutrale Einschätzung zu erlangen, erweist sich als schier unmöglich. Dennoch gibt es ein paar Punkte, über die Sie sich Gedanken machen können:

- Haben Sie sich schon einmal gefragt, ob die Apotheke für Ihre Kunden überhaupt sichtbar ist?
- Fällt die Apotheke auf?
- Hebt sich Ihre Leuchtreklame von den anderen Leuchtreklamen um Sie herum ab?
- Ist das Apotheken-A oder das grüne Kreuz deutlich zu erkennen?
- Ermöglichen Sie generationenübergreifende Einkaufsmöglichkeiten durch freien Zugang für Senioren im Rollstuhl oder jungen Mamas mit Kinderwagen?
- Haben Sie eine Warteecke mit Buntstiften und Papier oder einem Schaukelpferd für Ihre kleinen Kunden?
- Liegt Ihre Apotheke auf dem Weg, z.B. neben dem Arzt oder im Ärztehaus?
- Ist die Gestaltung des Schaufensters ansprechend, oder es ändert sich nie was?
- Ist die Ladenausstattung alt und abgenutzt, aber immer mit frischen Blumen… oder ist sie modern, aber es liegen immer die Zeitschriften unordentlich rum?
- Sind die Mitarbeiter ordentlich oder gar einheitlich gekleidet etc.?
- Bieten die Mitarbeiter gute Beratung und zeigen Kompetenz?
- Wie ist der Lagerbestand? Ist vieles vorrätig und wenig Bestellungen nötig?
- Ist der Lagerbestand an die umliegenden Ärzte und deren Verschreibungsverhalten angepasst?

Bei solchen Überlegungen spielt sicherlich auch die Größe des Verkaufsraums eine Rolle. Listen Sie im Team auf, was Sie neben qualifizierter Beratung Ihrem Kunden an zusätzlicher Serviceleistung bieten können.

■ **Welchen Eindruck macht Ihre Apotheke auf den Kunden?**
Um das Wohl der Kunden nicht aus den Augen zu verlieren, sollte man sich Gedanken darüber gemacht, wie Ihre Apotheke wohl in den Augen der Kunden wahrgenommen wird:

- Werden hereinkommende Kunden begrüßt, nimmt man sie zur Kenntnis oder werden sie ohne jede Aufmerksamkeit stehen gelassen, bis jemand anderes bedient wurde oder gar der Mitarbeiter mit einem Telefonat fertig ist?
- Werden Ihre Kunden vernünftig beraten?
- Werden ihnen Zusatzverkäufe so nahegelegt, dass sie als sinnvoll empfunden werden oder eher als aufdringlich? Oder regen Ihre Mitarbeiter Zusatzverkäufe gar nicht an?
- Und welche Stimmung unter den Mitarbeitern vermittelt Ihre Apotheke, wenn der Kunde hereinkommt oder beraten wird?
- Wird der Service im Übrigen als gut empfunden?
- Welche Punkte sind für Ihre Kunden störend oder sogar abschreckend?

Als Chef oder langjähriger Mitarbeiter einer Apotheke können Sie alle diese Fragen kaum objektiv beurteilen. Viele Apothekeninhaber sehen deshalb Dinge nicht, die in den Augen Ihrer Kunden durchaus relevant sind und für die Auswahl der Apotheke, wie auch für das Maß an Vertrauen gegenüber der Beratung darin, eine erhebliche Rolle spielen. Legen Sie den Schwerpunkt Ihrer Betrachtung auf die Sichtweise des Kunden und lassen Sie hierbei die pharmazeutische Qualität einmal in den Hintergrund treten. Achten Sie auf werbliche und qualitative Eigenschaften Ihres Teams und Ihrer Apotheke, nicht ausschließlich auf die fachliche Eignung.

Betrachten Sie die Außenwirkung Ihre Apotheke zusammen mit Ihrem Team und beschäftigen Sie sich in der nächsten Teamsitzung mit folgenden Fragen beschäftigen:

- Wie sieht unsere Apotheke aus?
- Was macht sie für einen Eindruck?
- Was fällt positiv auf, was negativ?
- Wie können wir unsere Kunden mit einbeziehen?

Schreiben Sie die Fragen rund eine Woche vorher auf ein großes Blatt Papier und regen Sie Ihre Kollegen an, ihre Eindrücke und Ideen zu sammeln.

Sammeln Sie Rückmeldungen ihrer Kunden ein:
Für Rückmeldungen Ihrer Kunden benutzen Sie am einfachsten Fragebögen oder andere Feedbackvarianten, wie die Feedbackbox.

> **Ein entscheidender Faktor in der Kundenzufriedenheit ist das Verhalten Ihrer Mitarbeiter.**

Das Fachwissen und die »gute Beratung« Ihrer Mitarbeiter lassen sie am besten durch einen Pseudo Customer überprüfen.

21.2   Balanced Scorecards

Um eine genauere Auswertung Ihrer Apothekendaten, Ihrer Kollegen und Kunden in allen möglichen Bereichen zu erhalten, bieten sich so genannte Balanced Scorecards an.

Balanced Scorecards sind visualisierte Darstellungen. Sie verdeutlichen in unterschiedlicher Form die auf die Apotheke individuell erhobenen Zahlen und Fakten (Daten). Sie können als Pyramiden, Kreisen, Torten- oder Balkendiagrammen für einen schnellen und übersichtlichen Überblick dargestellt werden.

Daten der Apotheke übersichtlich dargestellt = Balanced Scorecard

Balanced Scorecards sind ein Hilfsmittel zur Umsetzung der eigenen Unternehmensstrategie. Das bedeutet, dass die Mitarbeiter einer Apotheke sich auf der Basis von kritischen Erfolgsfaktoren wie z.B. das vorhandene Sortiment oder die Mitarbeiter, zielführend Kennzahlen zu Nutze machen können, um diese zielführend zu fördern.

Hierbei werden verschiedene Faktoren aufgesplittert und in beispielsweise drei bis fünf Einheiten bewertet. Plakativ können die Ergebnisse dann in Tabellenform, in Kuchendiagrammen oder in so genannten Kompassen dargestellt werden. Dank einer Farbskala sind die Ergebnisse visuell schnell erfassbar:

- grün = alles im grünen Bereich – weiter so
- orange = hier sollte eine Umstellung/Veränderung erfolgen
- rot = hier muss eine Veränderung/Umstellung erfolgen

Die Farben und Skalen ermöglichen einen schnellen Überblick über die tatsächliche IST-Situation und zeigen auf, wo Handlungsbedarf besteht, bzw. das aktuelle Verfahren richtig zu sein scheint.

In der folgenden Tabelle (◘ Tab. 21.1) finden sich einige Beispielfaktoren (alphabetisch geordnet), die mit einbezogen werden können – je nach Ihrem individuellen Bedarf:

Selbstverständlich können die Faktoren und deren Aufsplitterung um individuelle Schwerpunkte erweitert werden.

Ziel ist es, eine Transparenz zu schaffen, die den Mitarbeiter in die wirtschaftlichen Abläufe und deren Folgen verdeutlicht. Ob Sie die Daten dann in waagerechter oder senkrechter Diagrammform oder als Kuchendiagramm visualisieren, ist selbstverständlich den eigenen Vorlieben vorbehalten.

Anbei einige Beispiele, wie die Diagramme dargestellt werden können (◘ Abb. 21.2, ◘ Abb. 21.3, ◘ Abb. 21.4).

◘ Tab. 21.1 Beispielfaktoren für Balanced Scorecards

Faktor	Aufgesplittert
Abläufe/Sortiment	Anzahl Artikel Ladenhüter
	Direktbestellungen
	Qualität der Preisauszeichnung
	Retourabwicklung
Finanzen	Gesamtkosten
	Maßgeblich beeinflussbare Kosten
	Rohertrag
	Umsatzwachstum
Kunde	Image
	Kundenanzahl
	Kundenzufriedenheit
	Stammkunden
Mitarbeiter/Team	Fehlzeiten
	Freundlichkeit
	Stimmung/Motivation
	Qualifikation

21.3 Verkaufsraum, Offizin

Wenn Sie Ihre Apotheke betreten, was fällt Ihnen sofort auf? Die Unübersichtlichkeit der Ware? Große Körbe mit »Aktionen« und roten Sonderpreisschildern?

Leider zeigt es sich häufig, dass der Verkaufsraum nicht immer klar strukturiert und übersichtlich gestaltet sind. So kann man oftmals vor lauter HV-Aufstellern und Displays nicht mal das Wechselgeld auf den Tisch legen, weil schlicht kein Platz mehr da ist. Ganz zu schweigen davon, dass man auf Grund des Überangebotes überhaupt nichts wahrnimmt – sondern lieber alles ausblendet. Daher gilt die Devise: weniger ist mehr.

Oder eher das Gegenteil? Sie kommen in eine andere Welt. Eine Welt, in der Harmonie und Ausgeglichenheit überwiegen? Ein Ort, an dem die Komposition von Verkauf, Angebot und Freiraum stimmt.

Schaffen Sie Ihrem Kunden eine Auszeit aus dem hektischen Alltag und sorgen Sie mit angenehmer Musik für Entspannung. Eine augenfreundliche Farbe an der Wand, nicht das sterile weiß, durchbrochen mit schrill schreienden Papp-Plakaten, eine geschmackvolle, indirekte Beleuchtung und eventuell ein kleiner Brunnen können das Gesamtkonzept unterstützen.

Ein gutes Gefühl hat einen wesentlichen Einfluss auf das Kaufverhalten Ihrer Kunden oder Ihrer Patienten – Wohlfühlfaktor Apotheke.

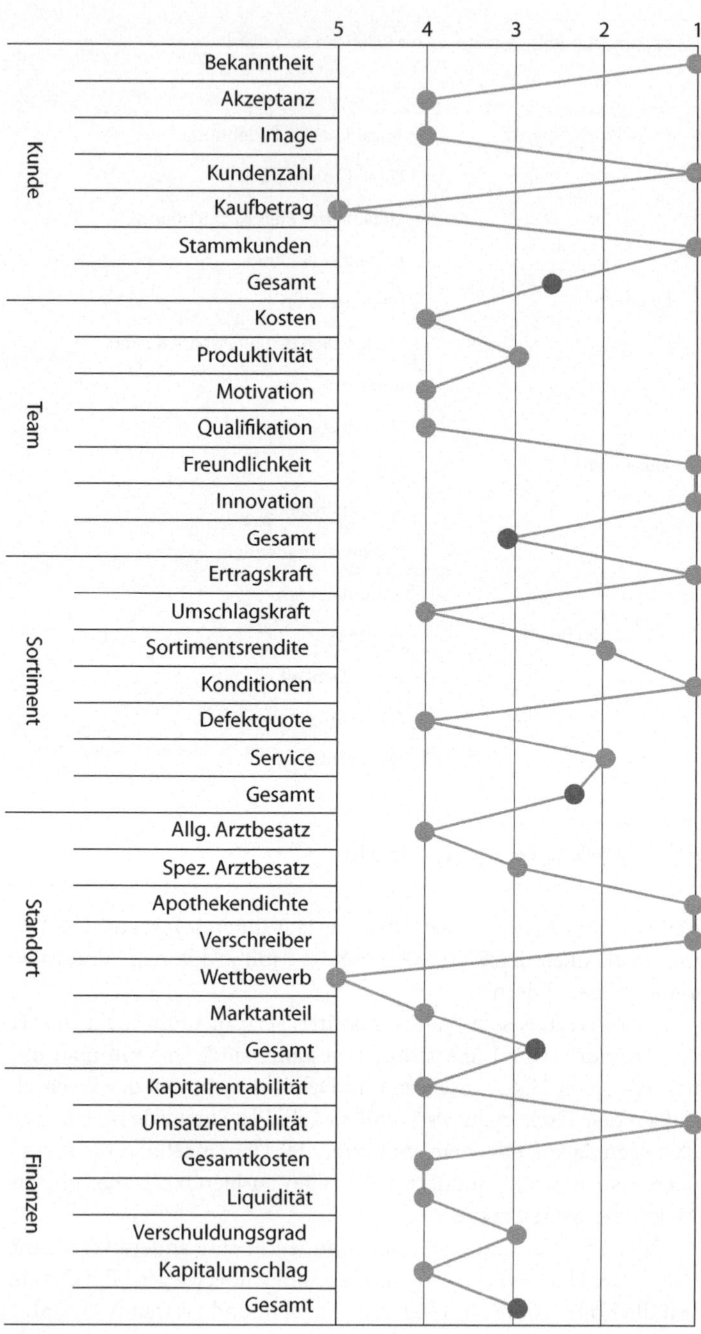

Abb. 21.2 Unterteilung in vier Faktoren mit vier bzw. fünf Aufsplitterungen mit vier Bewertungseinheiten

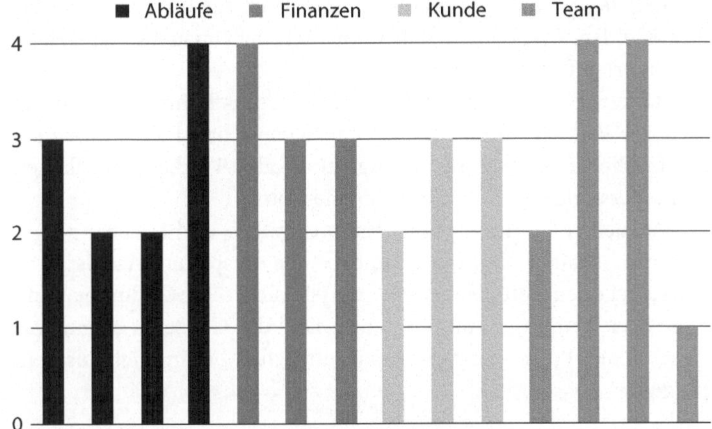

Abb. 21.3 Aufgesplitterte Balkendiagramme Variante B

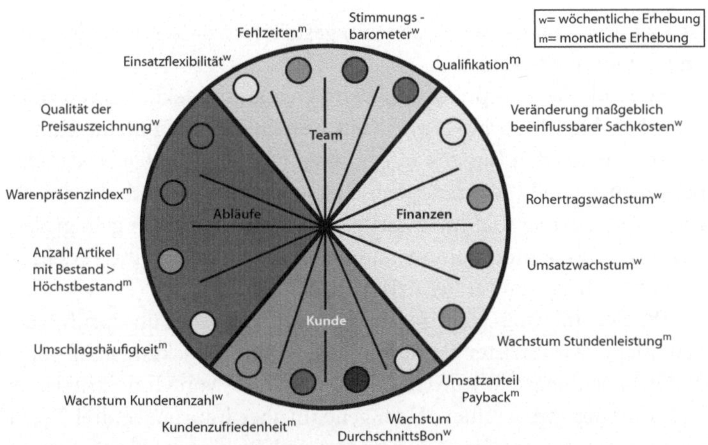

Abb. 21.4 Darstellung der Gesamtübersicht

Wie ist die Temperatur, wenn man Ihre Apotheke betritt? Ist es im Sommer angenehm kühl oder steht die Hitze? Wie ist es im Winter? Sind die Türen offen, damit Ihre Kunden leichter den Eingang Ihrer Apotheke finden, Ihre Kollegen aber mit Schals um den Hals gegen die Erkältung ankämpfen?

Unterstützen Sie mit Düften das Kaufverhalten. Wählen Sie im Winter Düfte wie Eukalyptus oder Pfefferminz. Stellen Sie Kannen mit Tee auf, die herrlich frischen Kräuterduft verströmen oder im Sommer frisches Wasser mit Zitrone und Maracuja - Ihre Kunden werden es Ihnen danken.

Sprechen Sie die Emotionen Ihrer Kunden an. Unterbewusst verkaufen, so genanntes »emotional selling«, wird nahezu überall verstärkt eingesetzt. Nutzen Sie den Einfluss, den Sie auf das Kaufverhalten Ihrer Kunden ausüben können, um höhere Absätze zu generieren.

Schaffen Sie eine angenehme Atmosphäre für Ihr Team und für Ihre Kunden. Wenn man sich wohl fühlt, hält man sich länger an einem Ort auf – und kauft mehr ein.

Starken Einfluss auf die Einkaufsbereitschaft Ihrer Kunden hat auch der Verkaufsraum. Gute Apothekeneinrichter helfen Ihnen bei der farblichen Gestaltung, Lichtgebung oder Werbemöglichkeiten und unterstreichen so Ihre individuelle Note.

Versuchen Sie Ihren Verkaufsraum sinnlich und erlebbar zu gestalten – schaffen Sie Ihrem Kunden eine entspannte Atmosphäre, mittels schönen Gefühlen, etwas Gutes für sich, seine Gesundheit und seine Seele getan (gekauft) zu haben. Und das Ganze zu einem entsprechenden Preis – und der bestimmt sich ja bekanntlich aus dem Nutzen.

21.4   Schaufenster

Ist auch Ihr Schaufenster angenehm gestaltet, so dass es zum Staunen und Erfahren einlädt?

Egal, ob Sie von professionellen Schaufensterdekorateuren oder einer begabten Mitarbeiterin erstellt werden, es sollen kleine Kunstwerke sein, die den Kunden informieren und zum Kauf anregen. Dabei sollen sie nicht überladen wirken, sondern einladend, der Saison angepasst, flexibel und hochwertig sein. Am einfachsten gelingt das, wenn die Dekoration pointiert und gezielt ist und sich im Verkaufsraum das Thema mindestens einmal wiederholt.

Schaufenster sollen kleine Kunstwerke sein, die den Kunden informieren und zum Kauf anregen.

Ihr Schaufenster muss regelmäßig auf Aktualität überprüft werden, nichts wirkt trister als vergilbte Dekorationspackungen, die einmal lieblos hingestellt wurden oder sich nahtlos von »Industriepappe an Industriepappe« reihen. Unangenehm aber wahr: nach drei Tagen ist ein Schaufenster für Ihre Kunden und Passanten, die täglich an Ihrer Apotheke vorbeigehen, langweilig.

Haben Sie einen klaren **Marketingplan** für das ganze Jahr?

Falls nicht, erarbeiten Sie ihn doch im Team und gestalten Sie nach ihm Ihren Verkaufsraum und Ihre Schaufenster. Unterstützend können Sie bei längerfristig geplanten Aktionen auch die Pharmaindustrie mit einbeziehen und ausgewählte, vorgefertigte Dekorationen mitverwenden – aber Vorsicht vor Überladung und zu viel Pappe!

Sie wollen auffallen? Hier eine Möglichkeit, den Kunden zum Träumen und einkaufen zu bringen:

Verleiten Sie Ihren Kunden mit einem weißen Sandstrand mit Muscheln und Palmen zum Träumen, um dann im nächsten Schaufenster kommerziell die Reiseapotheke, Impfberatung und den Sonnenschutz ins Spiel zu bringen. Erzeugen Sie ein gutes Gefühl – einfach im Vorbeigehen.

Flächendeckende Anzeigen und der Hinweis auf aktuelle Aktionen perfekt in Szene gesetzt - das wollen Sie und Ihre Kunden.

Merkzettel

Eindruck der Apotheke

- Damit die Kunden gerne zu Ihnen in die Apotheke kommen, sollen sie kompetent beraten werden und das Umfeld genießen.
- Ein entscheidender Faktor in der Kundenzufriedenheit ist das Verhalten Ihrer Mitarbeiter.
- In der Regel verhalten sich Mitarbeiter anders, wenn ihr Arbeitgeber anwesend ist.
- Legen Sie den Schwerpunkt Ihrer Betrachtung auf die Sichtweise des Kunden und lassen Sie hierbei die pharmazeutische Qualität einmal in den Hintergrund treten.
- Für Rückmeldungen Ihrer Kunden benutzen Sie am einfachsten Fragebögen oder andere Feedbackvarianten.

Balanced Scorecards

- Um eine genauere Auswertung Ihrer Apotheke, Ihrer Kollegen und Kunden in allen möglichen Bereichen zu erfassen, bieten sich Balanced Scorecards an.
- Die Farben und Skalen ermöglichen einen schnellen Überblick über die tatsächliche IST-Situation und zeigen auf, wo z.B. Handlungsbedarfs besteht.
- Ziel ist es, Transparenz zu schaffen, die den Mitarbeitern einen Überblick über die wirtschaftlichen Abläufe und deren Folgen vermittelt.

Verkaufsraum, Offizin

- Starken Einfluss auf die Einkaufsbereitschaft Ihrer Kunden hat der Verkaufsraum.
- Je wohler der Kunde sich fühlt desto eher kauft er ein und kommt wieder.

- Ein Marketingplan für das ganze Jahr ist sinnvoll. Nehmen Sie ihn als Leitfaden für die Gestaltung von Verkaufsraum und Schaufenster.
- Ein gutes Gefühl hat einen wesentlichen Einfluss auf das Kaufverhalten Ihrer Kunden oder Ihrer Patienten.

Schaufenster

- Schaufenster sollen kleine Kunstwerke sein, die den Kunden informieren und zum Kauf anregen.
- Flächendeckende Anzeigen und der Hinweis auf aktuelle Aktionen perfekt in Szene gesetzt.
- Erzeugen Sie ein gutes Gefühl einfach im Vorbeigehen.

Stellen Sie Ihre eigenen Bemerkungen zusammen (◘ Abb. 21.5).

21

◻ **Abb. 21.5** Eigene Bemerkungen

Erfahrungsbericht eines Pseudo Customer

Regine Suchantke

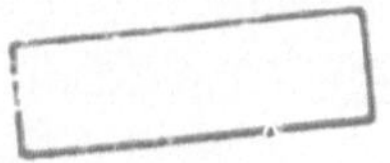

◘ Abb. 22.1 Pseudo Customer Besuch

Unter einem Pseudo Customer versteht man eine Person, die einen Kundenbesuch in der Apotheke durchführt und anschließend Feedback zur Beratung gibt.

Gut beraten = mein Gegenüber ist an mir und meinem Anliegen interessiert

Gut beraten = hohe Beratungsqualität

Das Beratungsgespräch wird mit einem Fragebogen ausgewertet und im Anschluss mit den Apothekenmitarbei-rn besprochen.

22.1   Einleitung

Stellen Sie sich vor, Sie wechseln die Perspektive: statt beratend hinter dem Tresen zu stehen, gehen Sie als Kunde/Patient in Ihre Apotheke oder die eines Kollegen. Werfen Sie für einen Moment Ihre gesamtes pharmazeutisches Wissen über Bord und werden damit einigermaßen »ahnungslos«: »Spüren« Sie dann, wie sich eine pharmazeutische Beratung anfühlt. Sie sollten allerdings auch ein konkretes Problem haben und Hilfe benötigen (◘ Abb. 22.1).

Was macht für Sie in der Rolle eines Kunden ein gutes Beratungsgespräch aus?

Hier gibt es meinen Erfahrungen nach zwei Ebenen bzw. Interessen:

— Zum einen der Wunsch der Kunden – den ich als Pseudo Customer auch deutlich gespürt habe – in der Individualität ihres Anliegens wahr genommen zu werden und ein entsprechendes pharmazeutisches Beratungsangebot zu bekommen. Ich habe mich immer dann gut beraten gefühlt, wenn ich bemerkt habe, dass mein Gegenüber an mir und meinem Anliegen interessiert war, dies durch angemessene Fragen erkundet und dann eine für mich passende Lösung angeboten hat.

— Zum anderen gibt es ein gesellschaftliches Interesse an der Qualität der Beratung in öffentlichen Apotheken. Dies hat seit dem GKV-Modernisierungsgesetzes in 2004 durch den Ausschluss von nichtverschreibungspflichtigen Arzneimitteln aus dem Leistungskatalog der gesetzlichen Krankenkassen deutlich zugenommen – begleitet von Testkäufen aller Art mit meist negativen Publikationen in Wort und Bild über die Ergebnisse.

Die ABDA hat mit dem Pseudo-Customer-Konzept ein eigenes standardisiertes »Testkäufer«-Verfahren entwickelt, mit dem die Apotheken ihre Beratungsleistung selbst überprüfen lassen können.

Im Gegensatz zu sonstigen Testkäufen ist hierbei erklärtes Ziel, die teilnehmenden Apotheken bei der Verbesserung ihrer Beratungsqualität zu unterstützen und nicht zu verurteilen – auch nicht berufsintern. Um die hierfür notwendige Anonymität der teilnehmenden Apotheken sicher zu stellen, wird das Konzept durch einen externen Dienstleister umgesetzt. Die Landesapothekerkammern erhalten keine Informationen über die teilnehmenden Apotheken und deren Beratungsergebnisse.

22.2   Ablauf eines Testkaufs

Der Pseudo Customer betritt als (Schein-)Kunde die Apotheke und gibt vor, unter einem Symptom zu leiden, ein bestimmtes Arzneimittel zu benötigen oder ein Rezept einlösen zu wollen. Hierbei folgt er einem exakt ausgearbeiteten Leitfaden. Nach Verlassen der Apotheke wertet der Pseudo Customer anhand eines standardisierten Fragebogens fachliche und kommunikative Aspekte des Beratungsgespräches aus.

Grundlage für die Bewertung sind u.a. die Leitlinien der Bundesapothekerkammer zur Qualitätssicherung »Information und Beratung des Patienten bei der Abgabe von Arzneimitteln« und das Buch von Braun/Schulz: »Selbstbehandlung. Beratung in der Apotheke« (Govi-Verlag, Eschborn).

Anschließend gibt sich der Pseudo Customer als solcher in der Apotheke zu erkennen und führt sowohl mit dem Beratenden als auch mit der Apothekenleitung ein Gespräch. So erhält die Apotheke unmittelbar nach dem durchgeführten Beratungsgespräch ein konstruktives Feedback und ein individuelles Coaching, in dem vorhandene Stärken betont und konkrete Maßnahmen zur Verbesserung der Beratung für die Zukunft erarbeitet werden.

22.3 Nutzen

Ein Besuch eines Pseudo Customers ist eine Momentaufnahme einer Beratungsleistung zu einem bestimmten Szenario. Ein solcher Besuch kann und soll keine Aussage über die allgemeine Qualität der Beratung in der besuchten Apotheke treffen, sondern in dem Moment des Besuches zur Reflexion der individuellen Beratungsgewohnheiten anregen. Das kollegiale Feedback-Gespräch hilft, Ideen für alternative Handlungsmöglichkeiten zu entwickeln und – hoffentlich – einen Lernprozess zu initiieren.

Allerdings: Gewohntes los zu lassen und Neues in die Tat umzusetzen, braucht Engagement und einen langen Atem. Freudvoll dranbleiben heißt die Devise. Kontinuierliche Fortbildungen, die pharmazeutisches Wissen geschickt mit kommunikativen Elementen verknüpfen, sind das Mittel der Wahl. Wissen allein genügt in der Beratung nicht – es kann nur dann positiv wirken, wenn es adressatengerecht kommuniziert wird. Leider bietet der Weiterbildungsmarkt für Apothekenpersonal diesbezüglich zurzeit noch zu wenig Angebote.

Ich persönlich habe als Pseudo Customer unglaublich viel über pharmazeutische Beratung gelernt – wann kommt eine Apothekerin schon dazu, im eigenen Berufsfeld unterschiedliche Beratungspersönlichkeiten kennen zu lernen. Mich haben vor allem die Kolleginnen und Kollegen beeindruckt, die neben ihrer fachlichen Kompetenz durch ihr persönliches Engagement sichtbar wurden.

Letztendlich geht es uns Beratenden doch ähnlich wie den Kunden: positiv bleiben uns die Beratungsgespräche in Erinnerung, von denen wir den Eindruck hatten, hier wirklich unterstützt und geholfen haben, also: in unserem Beratungsangebot verstanden und angenommen worden zu sein. Das geht sicher nicht immer, und: mit Übung immer öfter.

Ein Pseudo Customer-Besuch bietet eine Momentaufnahme.

Merkzettel

Erfahrungsbericht eines Pseudo Customers

- Der Kunde möchte individuell mit seinem Anliegen wahrgenommen und umfassend bezüglich seines Anliegens beraten werden.
- Mit dem Pseudo Customer-Konzept hat die ABDA ein Testkäufer-Verfahren entwickelt, um die Beratungsleistung selbst überprüfen zu können.

Ablauf eines Testkaufs

- Der Pseudo Customer folgt einem exakt ausgearbeiteten Leitfaden während seines Testkaufs.
- Grundlage für die Bewertung der Apotheke sind u.a. die Leitlinien der Bundesapothekerkammer zur Qualitätssicherung.

Nutzen

- Nach einem Pseudo Customer Besuch kann auf Stärken und Schwächen aufmerksam gemacht und Ideen zur Verbesserung der Beraterleistung entwickelt werden.
- Eigene Motivation eine patientenspezifische gute Beratungsleistung zu bieten und durch externe Pseudo Customers diese auszubauen.

Ergänzen Sie Ihre eignen Bemerkungen (◘ Abb. 22.2).

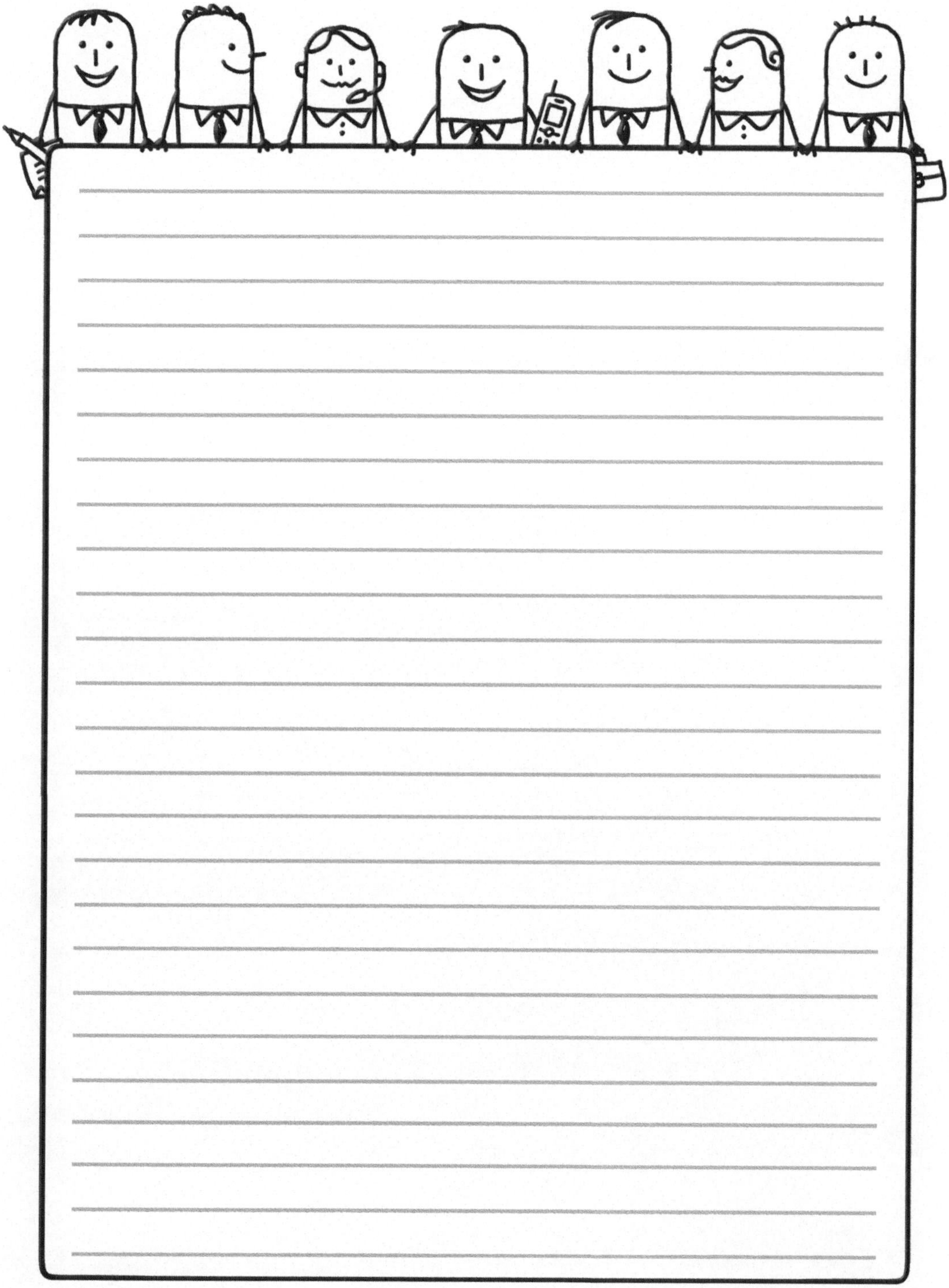

Abb. 22.2 Eigene Bemerkungen

Glossar

ABDA Die ABDA – Bundesvereinigung Deutscher Apothekerverbände ist die Spitzenorganisation aller Apothekerinnen und Apotheker. Verbandsziel ist die Wahrnehmung und Förderung der Interessen dieses Heilberufes. Mitgliedsorganisationen sind die Apothekerkammern und die Apothekerverbände der Länder. Die Kammern vereinen sich in der Bundesapothekerkammer, die Verbände im Deutschen Apothekerverband.
Quelle: http://www.abda.de/abda.html

Audit Audit stammt aus dem Lateinischen »audire = hören« und wird auch als Anhörung übersetzt. Als Audit werden im Allgemeinen Untersuchungsverfahren bezeichnet, die dazu dienen, Prozesse hinsichtlich der Erfüllung von Anforderungen und Richtlinien zu bewerten. Dies erfolgt häufig im Rahmen eines Qualitätsmanagements. In diesem Buch wird der Begriff Audit auch als Synonym für Teammeetings verwendet.
Quelle: http://de.wikipedia.org/wiki/Audit

Axiom Ein Axiom ist keine Folgerung eines Grundsatzes oder einer Theorie. Axiome unterscheiden sich von anderen Aussagen nur dadurch, dass sie nicht abgeleitet sind.
Quelle: http://de.wikipedia.org/wiki/Axiom

Balanced Scorecards Abkürzung BSC; englisch für »ausgewogener Berichtsbogen« – beschreibt ein Konzept zur Messung, Dokumentation und Steuerung der Aktivitäten eines Unternehmens bzw. einer Organisation im Hinblick auf seine Vision und Strategie.
Quelle: http://de.wikipedia.org/wiki/Balanced_Scorecard

Cross Selling »Querverkauf« (auch »Kreuzverkauf«) bezeichnet im Marketing den Verkauf von sich ergänzenden Produkten oder Dienstleistungen.
Quelle http://de.wikipedia.org/wiki/Cross-Selling

Gruppenkohäsion stammt aus dem Lateinischen »cohaerere = zusammenhängen« und beschreibt grundsätzlich im weitesten Sinne den Zusammenhalt einer Gruppe mit dem Sinn gemeinsam Ziele zu erreichen.
Quelle: http://de.wikipedia.org/wiki/Gruppenkohäsion

Hierarchie leitet sich ab von dem ab dem 17. Jahrhundert verwandten, kirchenlateinischen Begriff »hierarchia = Rangordnung der Weihen«; ein System von Elementen, die einander über- bzw. untergeordnet sind.
Quelle: http://de.wikipedia.org/wiki/Hierarchie

Intuition ist die Fähigkeit, Einsichten in Sachverhalte, Sichtweisen, Gesetzmäßigkeiten oder die subjektive Stimmigkeit von Entscheidungen ohne diskursiven Gebrauch des Verstandes, also etwa ohne bewusste Schlussfolgerungen, zu erlangen. Intuition ist ein Teil kreativer Entwicklungen. Der die Entwicklung begleitende Intellekt führt nur noch aus oder prüft bewusst die Ergebnisse, die aus dem Unbewussten kommen.
Quelle: http://de.wikipedia.org/wiki/Intuition

Komfortzone Die innere, sogenannte Komfortzone ist gekennzeichnet von Alltäglichem, das ohne herausragende Herausforderungen abläuft: »Sicherheit, Geborgenheit, Ordnung, Bequemlichkeit, Entspannung, Genuss«.
Quelle: http://de.wikipedia.org/wiki/Schulerlebnispädagogik

Pseudo Customer Ein »Pseudo Customer« ist eine Person, die sich in der Apotheke als Kunde ausgibt. Einem exakt vorgegebenen Leitfaden folgend spielt er seine Rolle. Dabei gibt er vor, unter einem Symptom zu leiden, ein spezielles Arzneimittel zu benötigen oder ein Rezept einlösen zu wollen. Während des Gesprächs beobachtet und bewertet der Pseudo Customer die Beratung des pharmazeutischen Personals anhand vorgegebener Kriterien. Grundlage dafür sind v.a. die Leitlinien der Bundesapothekerkammer zur Qualitätssicherung »Information und Beratung des Patienten bei der Abgabe von Arzneimitteln«.
Quelle: http://www.abda.de/pseudo_customero.html

Themenzentrierte Interaktion Die Themenzentrierte Interaktion (TZI) ist ein Konzept und eine Methode zur Arbeit in Gruppen. Ziel ist soziales Lernen und persönliche Entwicklung.
Quelle: http://de.wikipedia.org/wiki/Themenzentrierte_Interaktion

Theorie Vier-Ohren-Modell Das Vier-Ohren-Modell (auch Kommunikationsquadrat oder Vier-Seiten-Modell) ist ein Kommunikationsmodell von Friedemann Schulz von Thun. Nach diesem Modell enthält jede Nachricht vier Botschaften. Die vier Seiten einer Nachricht sind die *Sache*, die *Selbstkundgabe*, die *Beziehung* und der *Appell*.
Quelle: http://de.wikipedia.org/wiki/Vier-Seiten-Modell

Theorie Wolf-Giraffe Die Gewaltfreie Kommunikation (GFK) ist ein Konzept, das von Marshall B. Rosenberg entwickelt wurde. Es soll Menschen ermöglichen, so miteinander umzugehen, dass der Kommunikationsfluss zwischen ihnen verbessert wird. GFK kann sowohl bei der Alltagskommunikation als auch bei der friedlichen Konfliktlösung im persönlichen, beruflichen oder politischen Bereich hilfreich sein. Sie versteht sich nicht als Technik, die andere Menschen zu einem bestimmten Handeln bewegen soll, sondern als Grundhaltung, bei der eine wertschätzende Beziehung im Vordergrund steht.
Quelle: http://de.wikipedia.org/wiki/Gewaltfreie_Kommunikation

Bildnachweis

Abbildung	Bildquelle
1.1	NLshop / fotolia.com
1.3	M. Beer
1.5	M. Beer
1.6	NLshop / fotolia.com
2.1	NLshop / fotolia.com
2.2	M. Beer
2.3	M. Beer
2.4	NLshop / fotolia.com
3.1	NLshop / fotolia.com
3.2	M. Beer
3.4	ABDA
3.5	NLshop / fotolia.com
4.1	NLshop / fotolia.com
4.3	NLshop / fotolia.com
5.1	NLshop / fotolia.com
5.2	NLshop / fotolia.com
5.3	M. Beer
5.4	NLshop / fotolia.com
6.1	NLshop / fotolia.com
6.2	NLshop / fotolia.com
7.1	NLshop / fotolia.com
7.2	NLshop / fotolia.com
8.1	NLshop / fotolia.com
8.2	M. Beer
8.3	NLshop / fotolia.com
9.1	NLshop / fotolia.com
9.2	M. Beer
9.4	NLshop / fotolia.com
10.1	NLshop / fotolia.com
10.2	NLshop / fotolia.com
11.1	NLshop / fotolia.com
11.2	M. Beer
11.3	NLshop / fotolia.com
12.1	NLshop / fotolia.com
12.5	NLshop / fotolia.com
13.1	NLshop / fotolia.com
13.2	M. Beer
13.3	NLshop / fotolia.com
14.1	NLshop / fotolia.com
14.2	M. Beer

Abbildung	Bildquelle
14.3	NLshop / fotolia.com
15.1	NLshop / fotolia.com
15.2	NLshop / fotolia.com
16.1	NLshop / fotolia.com
16.2	NLshop / fotolia.com
17.1	NLshop / fotolia.com
17.3	M. Beer
17.4	NLshop / fotolia.com
18.1	NLshop / fotolia.com
18.2	NLshop / fotolia.com
19.1	NLshop / fotolia.com
19.2	NLshop / fotolia.com
20.1	NLshop / fotolia.com
20.3	NLshop / fotolia.com
21.1	NLshop / fotolia.com
21.5	NLshop / fotolia.com
22.1	NLshop / fotolia.com
22.2	NLshop / fotolia.com

Stichwortverzeichnis